湛庐CHEERS

与最聪明的人共同进化

HERE COMES EVERYBODY

CHEERS
湛庐

挪威耐力

THE NORWEGIAN METHOD

[美] 布拉德 · 卡尔普　Brad Culp 著　　谭杰　译

湖南教育出版社
·长沙·

测一测

如何利用挪威训练法，提升长跑成绩?

扫码加入书架
领取阅读激励

扫码获取全部
测试题及答案，
一起了解挪威训练法
背后的奥秘

- 依据挪威训练法的理念，在马拉松训练中，低强度训练应该大约占比多少?（单选题）

  A. 30%

  B. 40%

  C. 60%

  D. 70%

- 在挪威训练法中，运用双阈值训练日主要目的是什么?（单选题）

  A. 增加训练的趣味性

  B. 减少训练时间，提高效率

  C. 增加选手的心理压力，提升抗压能力

  D. 在一天之内实现有氧收益和恢复效果的双重最大化

- 挪威选手在世界级耐力运动舞台上持续展现统治力，其背后的原因是什么?（单选题）

  A. 乐于挑战极限的文化

  B. 体系完善的培养计划

  C. 以锻炼技能和培养乐趣为儿童训练的核心

  D. 以上都是

扫描左侧二维码查看本书更多测试题

当你翻开《挪威耐力》，便不止是开启一场训练方法的探索——这更像一张通往挪威的“精神地图”。作为挪威国家旅游局大中华区首席代表，我深感荣幸能为大家推荐这部佳作，它将带你领略挪威的维京精神是如何在现代体育中帮助运动员成长并绽放光芒的。

挪威的自然从不是“背景板”，而是刻进训练基因里的存在。2.5 万公里蜿蜒的海岸线托举着深邃的峡湾，广袤森林藏着徒步的秘境，凛冽的雪山孕育了滑雪的灵感——这些不仅是户外爱好者的天堂，更是挪威运动员的“天然训练场”。在峡湾边练习耐力，在山林间打磨敏捷度，自然的力量早已融入每一次呼吸与发力。

而支撑这份力量的，是维京人留下的精神火种。8 ～ 11 世纪，维京长船划破惊涛，带着冒险与坚韧驶向未知——这种“敢闯敢拼”的劲头，如今成了挪威体育的底色。如今挪威运动员在赛场上也致力于突破极限，就像维京人在风雪中保持坚韧，运动员们也用同样的意志应对挑战。

所以《挪威耐力》不只是一本训练指南，更是一扇了解挪威文化和精神的窗口。最后，我想邀你亲自踏上这片土地：去峡湾边感受让运动员“练出耐力”的海风，去博物馆触摸维京长船的木纹，或许还能偶遇正在户外训练的当地人——那时你会懂，书中的力量，本就生长在挪威的每一寸土地上。相信这份“自然与精神”的馈赠，会成为你难忘的记忆。

王宇

挪威国家旅游局大中华区首席代表

作为一名有 11 年跑龄的耐力爱好者，我仍然渴望随着年龄增长，能力可以缓慢提升。《挪威耐力》或许能让你在训练强度和训练量之间找到适合自己的度，在享受日复一日轻松跑的同时，适时加入一点点调味剂——适度的强度训练。正如书中所言，将有天赋的选手置于恰当的训练体系中，远比寻找天赋选手更重要。

石春健

春健慢跑俱乐部创始人，波士顿马拉松达标参赛跑者

国家级社会体育指导员（跑步）

与其说这是一本介绍当下流行的“双阈值训练”的手册，不如说它是一本引导我们从国家层面思考体育与社会关系的著作。

长期以来，人们对体育的理解相对单一。对于竞技体育的认知，往往简化为“天才运动员 + 科学训练”的组合。而这本书的价值在于它并未局限于训练方法的探讨，而是从更宏观的视角讲述了一个仅有 500 多万人口的北欧国家——挪威，如何在冬季项目和耐力运动项目中持续取得世界领先的成绩，其背后所依托的社会结构与文化机制耐人寻味。

体育从来不是孤立存在的，它深深扎根于社会之中。如果我们能借助本书所提供的视角，重新审视训练体系与金牌之间的关系，也许能获得更多关于体育本质的启发。

孙瑞一

“跑野大爆炸”创始人

谭杰老师翻译的《挪威耐力》把奥运冠军们验证过的训练逻辑讲得透彻又好懂，作为跑者与科学跑步推广者，我深知掌握与践行科学训练比盲目跟风更重要，这本书就像一位靠谱的教练，陪你避开伤痛、守住热情，在奔跑的路上走得更稳、更远。

顾晓明

慧跑创始人

2018 年盛夏，我在柏林奥林匹克体育场见证了一个未满 18 岁的少年连夺田径欧锦赛男子 1 500 米和 5 000 米两枚金牌。他，正是挪威选手雅各布·英厄布里格森。彼时的少年一步步走上世界之巅，连续在两届奥运会上夺冠，向全球展现了“挪威耐力”的威力。作为一个田径新闻人，我一直对挪威充满好奇：一个只有 500 多万人口的国家，总能涌现惊艳世界的顶级运动员，尤其是在耐力项目上。非常有幸地读到了谭杰老师翻译的新作《挪威耐力》，他以一贯的专业素养和深厚的翻译功底，精准地传递了挪威耐力高手成功的密码——而这密码，不只是针对精英选手，对于每一个热爱并参与耐力项目的人来说，都是难能可贵的指导与鼓舞。

田兵

“田径大本营”主编

谭杰老师在我出门的前一天寄给了我一本《挪威耐力》中文译本预读稿。我在飞机上，一落座就翻开了它，没想到，读这本书就像一场预定的旅程，一旦开启便难以停下，直到翻完最后一页仍意犹未尽。

本书深入揭示了挪威耐力训练的奥秘，特别是在铁人三项运动领域的独到方法。书中重点介绍了当今世界铁人三项纪录保持者及多位冠军选手，如克里斯蒂安·布鲁门费尔特、古斯塔夫·伊登等挪威顶级运动员的训练秘诀。这些传奇选手所倡导的低心率训练法，结合 2% 训练量的一日两次乳酸门槛跑的训练模式，为我们揭开了挪威“黄金一代”成功的密码。这些精妙且高效的训练方法，不仅令作为维京人后代的顶尖选手受益匪浅，也为我们这些普通耐力运动爱好者提供了宝贵的启示与借鉴。这将又是一本耐力运动的训练宝典。

卞大巍

北京翰合资本董事长，中国探险协会百马跑者分会会员

随着雅各布等超一流挪威选手的横空出世，挪威双阈值训练法几乎成了“必杀技”的代名词。但挪威训练法并不仅仅是一天安排两次阈值训练，其核心在于基于有氧阈值和无氧阈值对训练强度的精准控制。本书从挪威的历史经济文化、地理气候以及教育传统等各个角度深度追溯其独特耐力运动训练体系的前世今生，再到一代代精英选手训练方法的迭代，全方位揭开了“必杀技”的神秘面纱。作为谭杰老师继《耐力》之后的又一重磅译作，本书一定会又一次提升中文跑圈的认知，进一步提高整体训练水平及运动表现。

轻衣快马

知名运动博主

说起“挪威训练法”，更吸引人们注意的可能是书中后半部分训练强度分配、双阈值训练等方法。作为教练，我对挪威训练法关注已久，至少在它作为一个潮流的这几年，也与同行、爱好者展开过一些讨论。例如，挪威人的获胜之道，他们是在做加法还是减法，冬季项目优势，全民参与运动，顶尖的体育机构“奥运巅峰”，不同项目之间的交流沟通，等等，这些在书中都有涉及。关注得多了，感觉就像书中前言最后一句所说——文化，是培育世界级选手的最核心的要素。作为一个体系，社会经济文化的支持不可少。而运动员则是生物心理社会学下一个个完整而特别的人。

张楚

“HD 铁三 | 游泳”教练服务创始人

挪威训练法震撼了全球跑步界。本书清晰展示了挪威成长为耐力运动强国背后的文化基础、科学理论和教练智慧。作为一名专业的中长跑教练，在钻研国际顶级训练体系多年后，我认为，本书的价值不仅在于提供了深刻的科学洞察，更在于揭示了训练背后的文化力量。无论你是职业教练，还是热爱挑战极限的跑步爱好者，这本书都会给予你系统的视野和突破瓶颈的新思维。

谷明教练

全国田径冠军赛 1 500 米冠军

如何让自己的训练更“挪威”

此时正是挪威卑尔根晚春的雨季，这意味着雨水会连绵不绝地持续好几天。我正坐在一家小咖啡馆里，与铁人世锦赛冠军及 2021 年东京奥运会铁人三项冠军克里斯蒂安·布鲁门费尔特（Kristian Blummenfelt）共享咖啡和碳水化合物。他望着窗外，思索着这场倾盆大雨是否会稍作停歇，抑或家乡会一如既往地以湿寒来迎候他今天计划中的轻松慢跑，他近期的大多数训练都受到了这样的“冷遇”。

布鲁门费尔特抬头望着被云层笼罩的弗洛伊恩山（Mount Fløyen），山体朝向卑尔根旧码头的一侧是陡峭的悬崖，给人一种压迫感。他说：“我们还是出发吧，看这情形雨是不会停了。”

那天早些时候，在一个雨势渐弱的短暂时段，我问过布鲁门费尔特，他下午跑步的时候能否带上我一起，他反问道："你现在状态怎么样？"

作为一名纯粹的平庸型耐力项目选手，这个问题让我有些不知所措。要知道，提问者可是历史上最杰出的耐力项目选手之一。我坦诚地告诉他，如果按照我们芝加哥的标准，我的状态还算不错，但如果以挪威的标准来衡量，就不太行了。他似乎并不太担心我的配速，因为那一周毕竟是他 2022 年全年计划中为数不多的轻松慢跑期。我也向他保证，先 5 公里上山再 5 公里下山的话，我肯定不会拖他的后腿。

他此时居然还记得我的请求，并没有打算放过我。我却极力想找个借口躲过这次雨中跑，于是我说："我没有防雨的装备。"他拿出一件看上去就很高档的防水风衣，上面有他的十几家赞助商的标志。我又说："我的鞋子不防滑，在鹅卵石路面上跑步我会摔倒的。"他回应说："其实路上没有什么鹅卵石。"

看来这次跑步我是逃不掉了，而他也绝不会因为这场雨就放弃一次轻松慢跑，很显然，他从未想过放弃。

布鲁门费尔特完全无法忍受挪威的气候，所以他把每年回来居住的时间压缩到仅仅三周，但这并不能切割他与挪威户外传统之间的联系。天气是无法选择的，很多时候挪威的天气都相当糟糕。对此，挪威人的应对方式就是保持运动状态，并在运动中保持速度，数百年来他们一直精于此道。

我本以为与奥运金牌得主在雨中奔跑近 10 公里的山路将是我人生中最具挑战性的训练之一，但其实在整个过程中，我始终处于自己的舒适圈内，布鲁门费尔特当然就更加游刃有余了。他当天的训练计划是 1 小时的轻松慢跑，别无要求，因此我成了他最理想的训练搭档。

当我们在码头附近快要结束跑步时，一群撑着伞的年轻人走过来用挪威语高喊着什么。就在前一天，我问过布鲁门费尔特，他是不是卑尔根最出名的人，他回答说根本没有人会认出他。我当时完全不相信，现在则更坚定了自己的判断。这些对着我们呐喊的人显然认出了这位新晋的挪威奥运传奇选手。

但是，当我询问那些年轻人是否知晓布鲁门费尔特时，他们却纷纷摇头。他们之所以兴奋地叫喊，只是因为看到在这般恶劣的天气下，仍有人坚持训练，他们觉得这样的行为值得鼓励。布鲁门费尔特对此深感欣慰，他证明了自己的判断是对的，而且他也不愿意被认出来。他日复一日地在训练中探索自己的极限，他所追求的那些东西远比被家乡人认出来更为重要。

我告诉这群年轻人，布鲁门费尔特是 2021 年东京奥运会铁人三项的金牌得主，这激起了他们更加热烈的欢呼。随后，我们和孩子们告别，各自继续前进。如果我们是在芝加哥的倾盆大雨中奔跑，确实容易让人误以为是“疯子”，甚至有可能遭到警察的盘问。而在卑尔根，即便是陌生人，也会热情地为你打气，就像在马拉松比赛的最后一公里为选手加油一样。

挪威人将大自然和运动视为生活的基本原则，这在其他文化中并不多见。正因如此，挪威才能成为冬奥会上获得奖牌最多的国家，尤其是在越野滑雪和速度滑冰这种耐力项目上更为出色。这样的成功不仅深化了挪威对体育科学创新的理解，更激发出他们在这一领域继续拓展的雄心，从而形成了一套独特的训练方法，并培养出更多的奥运冠军和世界冠军。

近年来，挪威一些夏季体育项目的选手进步神速，开始与冬季体育项目的同胞们并驾齐驱，挪威训练法也因此备受瞩目。值得一提的是，挪威在帆船项目上早已有了辉煌的成就，后文将详细探讨。特别是自 2020 年以来，三位杰出的耐力选手将挪威训练法推至聚光灯下，他们是前文提及的布鲁门费尔特、他的训练搭档古斯塔夫·伊登（Gustav Iden），以及田径新星雅各布·英厄布里格森（Jakob Ingebrigtsen）。这三位天才型选手虽然各不相同，但他们都采用了相似的训练方法。他们的训练量极大，对训练强度的控制严格得令人难以想象，并且确保不忽略任何一项人体生物学数据。

布鲁门费尔特、伊登、英厄布里格森以及本书提及的众多选手的训练方法，我们业余选手难以效仿。换言之，我们不可能拥有像他们那样充分的时间、能量或资源。尽管他们的教练声称，他们跻身全球最优秀的耐力选手之列并非因为具有特别的天赋，但其实在后天努力方面，我们也没有能力完成他们所经历的训练。然而，挪威训练法的核心在于探索如何让科学更人性化，更加关注个体独特的生理需求和心理需求，从而使每个人的身体都能发挥出最大的潜能。也正因如此，我们可以向这些教练学习，让自己的训练"更挪威"、更聪明、更精准。

与世界其他顶尖选手所采用的训练法相比，挪威训练法并没有颠覆性的差异，而且除了挪威选手，很多选手也都有各自的个性化版本。挪威训练法并非一种一劳永逸、一统天下的万能训练法，也无法终止关于最佳耐力训练法的争论。然而，在与践行这种训练法的教练和选手的交流中，我们了解到，**挪威训练法的关键在于关注个体的需求，并制订一个既适合当前个体又关注长远目标的精准训练计划。**最有效的训练计划应该是针对特定选手量身定制的，无论你是奥运冠军还是渴望突破自己的业余爱好者。

你可以根据自己的训练需求对挪威训练法进行适当调整，尤其是当你处于业余选手的顶尖水平时，这些调整可能会为你带来巨大的优势。你可以学会如何利用海拔和温度条件来提升自己的训练效果。**通过监测血乳酸水平，你可以让训练更加精确。你还可以学习如何将双阈值训练融入日常训练中，在压力和恢复之间找到最佳平衡点。**

本书深入剖析了挪威训练法的真谛与误区，探讨了它的起源以及它随着现代体育科学发展而发生的演变。这种训练法在社交媒体上引发了疯狂的热议，无论采用该方法的选手的比赛结果如何，总会引发人们对这一方法有效性的质疑。挪威训练法也因此得到了显微镜级别的细致剖析。但是，当你从宏观角度进行审视时，会发现新一代的挪威选手和教练的崛起，以及那些在全球范围内被广泛使用的训练理念，都是历经长时间沉淀的产物，且需要特定的环境条件。本书将以历史为起点，最终深入科学层面，而在中间这段旅程中，我们将遇到一些非凡的人物。

我们最初的起点是“文化”，这是培育世界级选手的最核心的要素。

目 录

THE NORWEGIAN METHOD

前 言 如何让自己的训练更“挪威”

第一部分 文化溯源，维京精神的运动传承 001

01 维京崛起：速度与力量的源泉 003

千年航海文明的馈赠 004

战斗民族的生存密码 007

体育神话的革新 008

02 **航海、动能与竞技：挪威的不竭动力** 011

速度、力量与耐力的三角法则 012
迭代中的维京技术 014
一个征服时代的落幕 016
长船复兴和奥运梦的曙光 018

第二部分 **点燃火种，挪威传奇的开创性探索** 025

03 **英厄丽德·克里斯蒂安森：“挪威长跑之母”** 027

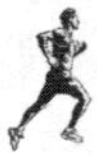

载入史册的壮举 028
从教师到世界纪录保持者的蜕变 029
生育后的极限突破 034
史无前例的“三冠王”统治 035

04 **天赋的摇篮：冰雪王国的培养体系** 037

37 枚奥运奖牌背后的培育机制 038
《儿童体育权利法》：去竞争化培养理念 040
“挪威精英体育学校”的兴起 042

第三部分 范式突破，耐力训练理论的颠覆式创新 047

05 阿里尔德·特维特恩：铁人三项的革新先锋 049

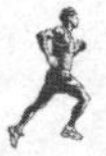

从业余选手到世界顶尖铁人三项教练 051
将有天赋的选手置于恰当的训练体系中 053
对训练强度的控制尤为重要 055

06 核心奥秘：定位“最佳训练点” 057

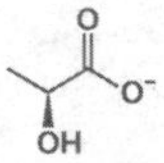

乳酸临界点的精准把控 058
五区系统的生理学奥秘 061
帮选手定位“最佳训练点” 063
掌控力才是核心 066

07 马里乌斯·巴肯：挪威训练法的“教父” 069

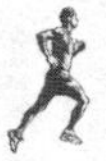

乳酸测试的初步探索 070
世界级教练的崛起 071
北欧跑者的非洲试炼 074
双阈值训练理念的萌芽与成型 076

08 关键转折：高海拔训练的科学引入 079

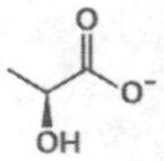

首届墨西哥城奥运会的高海拔试炼 080

高海拔训练的实践探索 082

耐力选手的高海拔训练营 083

高住低训的耐力训练法 088

09 奥拉夫·亚历山大·布：铁人三项双雄的幕后大脑 093

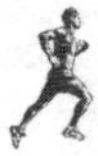

变革的熔炉 095

铁人三项领域无与伦比的统治力 097

激发彼此最大潜能的化学反应 099

第四部分 王者之心，挪威训练法的巅峰演绎 101

10 黄金一代：挪威耐力的文化基因 103

斯堪的纳维亚式户外基因 105

黄金一代崛起的底层逻辑 106

追求“挪威式生活”的竞技哲学 108

11 **克里斯蒂安·布鲁门费尔特：“终结者”的不屈意志** 111

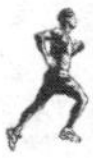

从不墨守成规，总是寻求突破 112
把生活打造成训练基地 113
失败更痛苦 116
在各个距离上不断刷新纪录 118
巴黎奥运会，职业生涯的重要转折点 119

12 **古斯塔夫·伊登：“开心果”的王者之心** 121

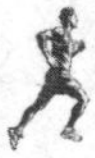

别具一格的天赋型选手 123
难以割舍的卑尔根情怀 125
从玩世不恭到世界冠军 126
命运的残酷转折 127
重返赛场，重拾热爱的生活方式 130

13 **热耐受革命：体温调控的科学** 133

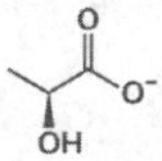

早期的热适应训练 134
热负荷与核心温度的影响 135
发起选手的高温挑战训练 137
热训练技术的赛场运用 138

14 雅各布·英厄布里格森："天选之子"的跑道传奇 143

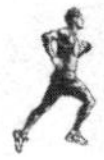

斯堪的纳维亚的卡戴珊家族 144

始终掌控自己的故事叙述 146

距离伟大，他还有很长的路要走 148

"将所有的爆发力留到比赛日" 150

第五部分 科学实践，解锁挪威训练法的究极奥秘 153

15 乳酸测试：低强度训练的生理原理 155

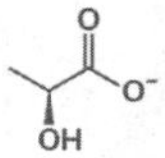

具有挑战性的无氧阈值 157

设定一个高度灵活的目标 160

乳酸测试在训练中的作用 161

自助乳酸阈值测试的方法 164

理性看待乳酸测试的数据 166

16 "双门槛"：双阈值训练法的进化图谱 169

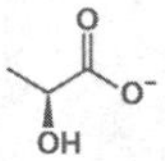

训练方法的大熔炉 170

"双门槛"的三次方 173

铁人三项的剂量－反应方程式 174

高强度训练的局限性 176

17 **减量的艺术：科学体系的最后拼图** 179

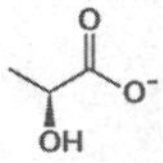

游泳对减量训练的隐性损耗 181
调整训练量和针对性以适应耐力赛 183
英厄布里格森减量期的数据解密 184
挪威训练法的奥秘 185

后 记 **挪威耐力革命的永恒启示** 187
附 录 191
致 谢 193
拓展资料 195
译者后记 **我的挪威训练法** 199

THE NORWEGIAN METHOD

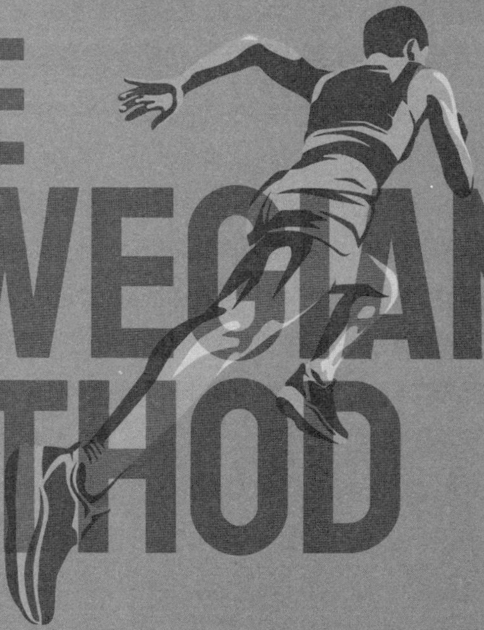

第一部分

文化溯源，
维京精神的运动传承

- 挑战极限不仅是挪威人运动的一部分，更是挪威人生活的一部分。
- 航海教会挪威人如何在风浪中保持平衡，这不仅是身体的平衡，更是心理的平衡。挪威的航海传统，为现代耐力运动提供了无尽的灵感。
- 挪威致力于在生活的各个方面为其公民提供最佳的起点，而体育无疑是他们生活中至关重要的一个环节。

THE NORWEGIAN METHOD

01

维京崛起：速度与力量的源泉

在战斗中遭遇敌人时，一颗勇敢的心胜过一把锋利的剑。

——《沃尔松格史诗》(*VOLSUNGA SAGA*)①

在如今挪威所在的这片土地上，人类的生活历史已有至少 1 万年，但塑造了现代斯堪的纳维亚文化的人们在公元 793 年才以令人震惊的方式宣告了他们的存在。大多数历史学家将这一年视为维京时代的开端。由于世界历史的很大一部分是由英国人书写的，而那一年英国遭受了其历史上最惨痛的劫难之一——林迪斯法恩袭击，因此这一事件被详尽地载于史册。英国著名作家“约克的阿尔昆”(Alcuin of York)在一封致诺森布里亚国王埃塞尔雷德

① 《沃尔松格史诗》是 13 世纪冰岛流传的传奇史诗，源自北欧神话与英雄传说。它以沃尔松格家族为主线，讲述了复仇、命运与荣耀的故事，包含巨龙法夫纳、英雄西格德(Sigurd)等经典形象，对《尼伯龙根之歌》及托尔金的《魔戒》创作均有深远影响。此引语体现了北欧文化对勇气与精神力量的崇尚，暗示在战斗中意志比武器更为关键。——编者注

（Aethelred）的信中详细描述了那次袭击的惨状：

> 在这片美丽的土地上，我们与我们的先辈已度过了近 350 载光阴，从未遭遇过如今这般的暴行。那些异教徒的航行技艺，曾被视为不可能之事。圣库斯伯特教堂——英国最神圣的场所之一，竟被神职人员的鲜血染红，所有圣物都被异教徒洗劫一空。

阿尔昆口中的“异教徒”，来自现今挪威的西南海岸。他们以前所未有的速度航行至英国，使得林迪斯法恩的居民毫无防备地经历了这场浩劫。还有另一份关于这一血腥事件的记录将这些异教徒比作“毒刺黄蜂”，意思是他们所到之处，无论妇孺还是牲畜，均遭屠戮。他们尤其喜欢折磨神职人员，甚至让其中一些人赤身裸体、锁链加身，最终淹死在北海之中。

通常认为，这一恐怖事件的发生标志着维京时代的非正式开启，所有关于这一惨案的记载，都共同表达了对“北方异教徒”在大海和陆地上迅疾移动的惊愕，以及对他们残忍行径的深深恐惧。罗伯特·弗格森（Robert Ferguson）撰写的《维京人：一部北欧史诗》（*The Vikings：A History*）中收录了阿尔昆在事件发生之后不久创作的名为《林迪斯法恩的毁灭》（*The Destruction of Lindisfarne*）的长诗，诗中将袭击者描述为“来自地球尽头的异教徒军团”，意即他们来自一个不为人知的地方。但实际上，到 793 年时，不列颠人已对北方文明有相当了解。在那之前的一个世纪，不列颠群岛的居民与北极的驯鹿牧民和捕鲸者有贸易往来。在现在的奥斯陆、哥本哈根和斯德哥尔摩周边，那时就已存在许多成熟的贸易点，常有不列颠和欧洲大陆的人来访。793 年的不同之处仅在于，北方邻居的行动更为迅速，并伴随着暴力行为。

千年航海文明的馈赠

这些袭击者到底来自何方，以及他们为何在 8 世纪末如此迅速且暴力地扩张？只有速度问题相对容易解释。公元 8 世纪左右，维京长船的改进使他们获得了前所未有的快速移动能力，这或许是他们迅速扩张的原因之一。航海与长船在斯堪的纳维亚文化中占据着举足轻重的地位，同时，他们对能量转化为动力的理解也至关重要，这是下一章将深入探讨的内容。

维京人的确切起源及其产生暴力行为的原因，目前尚无定论，且各种说法因讲述者的不同而大相径庭。如今，如果你参观挪威、瑞典或丹麦的博物馆，可能会接收到这样的信息：维京人是一个独立且同质的民族，未受欧洲、亚洲、非洲及美洲文化的影响。这种观点与 20 世纪上半叶这些国家声势浩大的民族主义运动相呼应，当时他们正处于争取独立或与法国、德国抗争的过程中。

然而，最新的研究显示，维京人的文化和目标并非如现代民间传说所描绘的那般统一。我们甚至不清楚他们如何自称，也不确定那些活跃于现代挪威与瑞典疆域的东、西部维京人之间是否存在共通的称谓。据考证，古诺尔斯语中的 vikingr 意为“袭击者”，该词被古英语采纳，并演变为现今的常用语。西部（挪威系）维京人生活的地区农业发展困难，因此他们的社会进步高度依赖于海洋资源的开发；东部（瑞典系）维京人的农业技术相对先进，且在更适宜居住的土地上拥有广阔的发展空间。

有一种说法认为，西部维京人之所以袭击不列颠群岛和西欧，是出于生存的需要，而非宗教原因。由于挪威土地资源有限，人口又在增长，他们不得不向外扩张和掠夺，从而开始了航海之旅。而东部维京人并没有如此迫切的扩张需求，他们有着自己的传奇故事，这些故事在被文字记录之前，已经通过口口相传的方式流传了几个世纪。

其中一些传奇故事甚至暗示东部维京人起源于古波斯，这听起来似乎有些荒谬，但如果是从更久远的历史时间来看，几乎所有非洲之外的民族都起源于古波斯。人类和人类社会确实在某个历史时段从那里出发前往北方雪域。随着东部维京社会的发展，他们开始寻溯自己想象中的祖先之地，并付诸实践。他们驾驶着当时世界上独一无二的、能在海洋和河流中航行的船只，穿越波罗的海，驶入伏尔加河口，一路航行穿过现今的俄罗斯，沿途掠夺罗斯文明和斯拉夫文明所在的区域，将抢来的财富用于航行和盛宴。当他们抵达“波斯”时，很可能会被更为高级的阿拉伯文明和肤色远比他们更深的人们所震惊。出于对祖先的敬畏，抑或因为终于碰到了更强大的对手，他们并未对阿拉伯文明发动袭击。然而，他们取道伏尔加河北上回家的返程之旅却给沿途的部族带去了更多的苦难和伤害。关于现代斯堪的纳维亚人有诸多长期存在的认知，其中一种观点认为，挪威人、瑞典人和丹麦人有着相似的起源但不同的历史。至少在 1 200 年前，“维京人”和“斯堪的纳维亚人”这两个词就已被人们用来将上述三种人归为一类。

许多国家都认为自己的民族与众不同，更为纯正，甚至比其他民族进化得更高级，这正是从 20 世纪初开始直到今天的民族主义运动所宣扬的。然而，斯堪的纳维亚的科学却描绘了一幅截然不同的画面。哥本哈根大学及其备受赞誉的遗传学卓越中心（Center of Excellence in Genetics）开展了一项名为“维京基因组计划”的研究，其研究结果已于 2020 年发表在《自然》杂志上。通过对维京帝国的 80 个考古遗址中发掘的 442 具人类遗骸进行 DNA 分析，研究人员发现，尽管维京人生活在远离主大陆的地方，但他们的人口构成相当多样化。

实际上，研究人员确实在维京人的 DNA 中发现了斯堪的纳维亚原住民，即萨米人的遗传信息。这表明维京人的一些祖先已经在北方雪域生活了超过 1 万年。然而，值得注意的是，维京人和萨米人虽然有着共同的遗传背景，但他们形成了两种截然不同的文化，彼此间的互动也相当有限。萨米人是北方的原住民，数千年来在斯堪的纳维亚北部地区过着与世隔绝的生活，成为欧洲少数几个能够抵御基督教化的族群之一，这与许多最终皈依基督教的维京人形成了鲜明对比。进一步的 DNA 分析显示，维京人很可能是日耳曼部落的后裔。这些日耳曼部落在数千年的时间里分批向北和向东迁徙，迁徙活动最早可以追溯到公元前 4000 年，并在公元 300 年左右达到高峰。这一时期，罗马帝国正经历着贫困、饥荒和疾病交织的严重困境，这可能是推动日耳曼部落迁徙的重要因素之一。基督教的迅速传播，促使人口流动加剧，有人迁徙是为了躲避布道者，有人迁徙则是为了传播当时世界上最热门的基督教新书。

战斗民族的生存密码

公元 1 世纪，古罗马历史学家塔西佗预言，日耳曼部落的广泛迁徙最终将导致罗马帝国的衰败。他的预言在其逝世后约 300 年得到了验证。塔西佗非常警惕帝国最北端的日耳曼部落，因为他和多数罗马作家都认为，日耳曼人比地球上的其他民族更好斗（至少在他们所遇见过的人中是的）。战团是日耳曼社会的基础，而对领袖的忠诚则通过不断的战争来维系。这种忠诚通常以盛宴的形式得到回报，这种以忠诚换取回报的制度成了他们社会的基石。迁徙到极北之地的人们将此种生活方式推向了新的高度，而当世界其他地方意识到这一点时，为时已晚。

在穿越波罗的海和北海之后，这些部落摆脱了罗马人或其他日耳曼部落的影响，有足够长久足够充分的时间独立发展自己的社会，具体的时间长短取决于他们何时到达新领地。考古证据表明，公元 300 年至 700 年，斯堪的纳维亚地区出现了第二次人口激增，奥斯陆、斯德哥尔摩和哥本哈根周边的贸易活动也异常繁荣。我们并不知道古诺尔斯语和诺尔斯宗教在这一地区盛行的准确时间，而这些时间点可以用来标定维京社会的真实开端。维京人在书写方面的发展相较于世界其他地区滞后了几个世纪，因此这些珍贵的信息并未被记录下来。与远赴地球另一个角落的波利尼西亚探险家相似，维京人似乎将大部分闲暇时光都倾注在了设计和建造船只上。只有盎格鲁 - 撒克逊人记录了维京人的部分早期历史，因此我们对公元 793 年他们开始屠杀盎格鲁 - 撒克逊人之前的维京社会知之甚少。

由于他们的历史记录不完整，我们只能推测，现今在民间流传的维京社会与文化，是在公元 300 年左右的大迁徙与公元 793 年林迪斯法恩袭击事件之间的岁月中逐步形成的。正是在这一时期，维京人才真正成为维京人。在此之前，世界对北方这一暴力社会的崛起几乎一无所知。尽管他们的统治仅仅在不到半个地球的区域内持续了将近 300 年，但维京时代对如今的欧洲版图产生了深远影响。他们的迁徙、征战以及文化的传播，至少在一定程度上造成了欧洲东部地区至今仍然存在的边界问题。

体育神话的革新

维京时代终结之后，又过了 800 多年，挪威人再次试图称霸世界，只是这一次他们觊觎的是体育领域。自 1896 年夏季奥运会与 1924 年冬季奥运会开始举办以来，挪威人作为地球上最早的航海者与滑雪者的后裔，不出所料地在这两个项目中居于统治地位。而对体育领域造成最大冲击的，则是 20 世纪 70 年代挪威跑步选手的异军突起，其震撼程度堪比千年前的维京突袭。当然，也许略逊一筹，毕竟没有造成人员伤亡。

1978 年，一位名叫格蕾特·维茨（Grete Waitz）的挪威女教师踏上纽约的土地，参加她的首场马拉松赛事。赛前，有人质疑她能否坚持到半程。然而，格蕾特·维茨不仅完成了全程 42.195 公里的挑战，更以 2 小时 32 分 30 秒的成绩刷新了世界最好成绩，并无意间开启了挪威女性称霸马拉松的时代。随后，她的同胞兼竞争对手英厄丽德·克里斯蒂安森（Ingrid Kristiansen）在 1985 年将世界最好成绩提升至 2 小时 21 分 06 秒（后文将详述她的故事），这一挪威女选手将马拉松世界最好成绩足足保持了 13 年。[①]

在第一个千年即将结束的时候，来自地球偏远角落的一个相对较小的文

① 马拉松项目的世界纪录是从 2003 年才开始正式设置的，之前称为世界最好成绩。——译者注

明统治着世界上极为重要的欧洲地区，而到了第二个千年即将结束的时候，挪威女选手则统治了马拉松项目，造成两次压倒性优势的原因并没有太大的区别。在21世纪的前四分之一时间里，几位挪威选手又统治了长跑和铁人三项项目，其原因仍然在于：**他们具有超强的保持速度的能力。**

这或许也是维京时代与当今挪威体育黄金时代的相似之处。他们的祖先曾经御风而行，冲出挪威的艰苦环境，扩张自己的帝国。当今的挪威，其独树一帜的生物心理社会学（biopsychosocial）优势，为孕育杰出的耐力选手奠定了基础，这一代挪威选手正是得益于此。值得庆幸的是，挪威这一次向全世界输出的，不是恶名远扬的维京长船，而是许多挪威选手已经自证有效的生活方式和训练理念。

THE NORWEGIAN METHOD

02

航海、动能与竞技：挪威的不竭动力

无船者受困。

——挪威谚语[1]

斯堪的纳维亚人的祖先对航海的热爱超越生活的其他任何方面，这显然有其原因。他们如果想要摆脱斯堪的纳维亚半岛的束缚或南下征服其他文明，唯有通过海洋。早在北欧青铜时代（约公元前1800年至公元前500年），维京人的祖先就在从剃须刀到锤子的几乎各种物品上大量使用了船的图案，在墓地中则更为常见。北欧青铜时代该地区的岩画和绘画中展示的船只设计，往往比当时实际使用的任何物品都更为独特和精致。

然而，对于整个斯堪的纳维亚地区在那一时期所使用的船只样式，我们

① 这句挪威谚语生动体现了挪威作为海洋国家的文化内核。在峡湾纵横、水路至关重要的挪威，船只自古是自由、生计与探索的象征。——编者注

知之甚少，因为在该地区并未发现任何北欧青铜时代的船只遗迹。这说明那些船只可能较为小巧，且并未被构建得足够坚固以抵御恶劣的气候条件。维京人的直系祖先似乎更多地沉浸在船只设计的思考中，而非实际的造船活动。这或许解释了为何当他们突然萌生建造战船、征服世界的雄心时，就能够取得如此迅猛的进步。

过去几个世纪里，一个颇为独特的考古发现引起了广泛关注，那便是早期维京人的石船墓地。这些墓地以石头精心排列成船的轮廓，以此作为墓地的标识。其中，有的石船小到仅能够简单勾勒出墓主人的身形，有的则长达一两百米，规模宏大。在挪威、瑞典以及丹麦，人们已经发现了 2 000 余个这样的石船墓地，其中，最大的聚集地位于瑞典的哥得兰岛，该岛被认为是维京社会的一个活动中心。

历史上，首位踏足斯堪的纳维亚并留下文字记录的学者是希腊的科学家兼探险家皮西亚斯（Pytheas）。他大约在公元前 320 年从现在的马赛启程，远赴可能位于今挪威西南沿岸的图勒。他的记述中提及水手们勇敢地驶向“冰封之海”，这一描述说明斯堪的纳维亚人在那之前几个世纪所探索到的边界已远远超越了同时代的其他人，而且他们的大部分探索是通过海路进行的。

就在皮西亚斯徒步或乘坐着小帆船探索如今的挪威疆域的同时，远在南方的早期维京人正迎来一项重大的技术革新。这一进展堪称自 3 000 年前埃及人与波利尼西亚人掌握航海技术以来，人类在推进技术方面最显著的突破。

速度、力量与耐力的三角法则

在维京人的传奇故事中，长船与角盔是两个紧密相连的象征。但与人们的想象不同的是，角盔仅仅是一种传说。实际上，维京战士更注重战服的实用性，他们真正戴的头盔都是为了能在战斗中为他们提供最大程度的保护而设计的。而长船则并非虚构，其起源可追溯至20世纪20年代在丹麦南部沼泽中出土的约特斯普林船（Hjortspring Boat）。

这艘船并未配备帆，而是依靠多达24名船员每人单桨面对前进方向使用非固定桨向后划水，虽然它并非长船，但它是人类迄今为止发现的最早运用与长船相同造船技术的船只。该船建造于公元前400年至公元前300年，其修长而狭窄的船身设计旨在实现快速且大容量的人员运输，堪称人类所造最大、最快的独木舟。该船长达20米，宽却仅2米，与同时代的其他大型船只形成鲜明对比。

约600年后，维京社会迎来繁荣时期，船只的推进方式也由面对前进方向使用非固定桨向后划水演变为面对船尾使用固定桨向前划水。如果你观看过奥运会的赛艇比赛和皮划艇比赛，便能深刻体会到向前划水相较于向后划水在力量和动力上的优势。目前发现的最早使用固定桨向前划水的长船为尼达姆船（Nydam Ship），同样出土于丹麦，其建造年代大约为公元350年。这艘船长23米，宽3.5米，船舷向外扩展，稳定性远超约特斯普林船等同类船只，可搭载多达48名船员操纵24支船桨航行。

维京船的设计旨在最大化运输战士的数量，并追求极致的速度。虽然维京人经过很长一段时间才掌握在流线型船上利用风力的技术，但一旦掌握了，他们就能凭借在水上运动和流体动力学方面的卓越技艺，很快达到前所未有的航行速度。

目前尚无法确定维京人是否独立发明了帆，但像许多创新一样，他们很可能从其他地方汲取了灵感。在欧洲的众多文明中，维京人被视为最早进行长途航行的民族之一，这是不争的事实。然而，与埃及人和波利尼西亚人相比，他们的航海历史仍然落后了几千年。值得一提的是，在全球航行的发展中，埃及人和波利尼西亚人大约在公元前3500年就率先发明了帆。然而，直到大约3 000年后，船才成为地中海文明首选的交通工具。相较之下，北方的异教徒则花了更长时间才学会利用船在各种水域里进行远程航行。

尽管维京人在航海方面起步较晚，但他们的长船在设计上超越了以往的帆船。尽管波利尼西亚人在航行距离、导航技术和效率上无人能敌（他们仅凭少数探险者就能驾驶双体船航行数千公里），但维京长船的设计充分考虑了海洋、河流等各类水域的航行需求。维京人尽可能地通过水路进行贸易、探险，以及最为重要的征服和掠夺。虽然他们的马匹能够长途跋涉，但由于马的体型较小，并不适合用于战争。携带更多的马匹意味着每艘船上能容纳的战士数量会减少，因此他们的目标是尽量缩短陆地行程。长船的快速移动和在内河中航行（以向前划水的动作）的能力，使维京人能够征服现今俄罗斯的大片区域，并通过海路占领西欧和地中海文明地区。

值得一提的是，维京人是继波利尼西亚人之后，唯一能够航行到陆地视线范围之外的群体。当然，地中海周边的许多族群也能做到这一点，毕竟它们的船只再迷失也离不开这片封闭海域，尽管《奥德赛》把在地中海中迷航的故事讲得天花乱坠。与波利尼西亚人类似，维京人的航海探险更多是出于生存需求，而非其他动机。维京人要想了解活动范围之外以南和以东的地域，除了冒险踏入北极圈，便只能穿越汹涌的海域，而维京社会恰好不缺这类狠人去做这些事。

迭代中的维京技术

随着维京人对外扩张的野心日益增强，他们的长船设计也日趋完善，这为迅速实现扩张目标提供了有力支持。其中，最出色且重要的船只配备了羊毛制成的帆，这在当时可谓独树一帜。虽然羊毛制成的帆比植物纤维编织的帆更重，制作难度也更大，但其性能卓越非凡。这种帆具有惊人的抗拉强度，能充分利用风力，且极为耐撕裂和耐腐蚀。

然而，这样强大的帆也给流线型船只带来了稳定性方面的挑战。为了克服这些难题，维京人需要在沙石压舱物、人员配置、帆的大小、龙骨设计、舵的深度等多个方面实现巧妙的平衡。或许，还有一些奥斯陆的维京船博物馆尚未揭示的奥秘也蕴含其中。这些船只的操作相当复杂，每次航行前几乎都需要进行独特的配置。

我们了解到，长船之所以能成为出色的袭击船，其龙骨设计功不可没。它们的吃水深度往往仅有 1 米，这使得即使是最浅的内陆水道，船只也能轻松通航。令人惊讶的是，这样的一艘船竟能承载 40 ～ 50 人，而且仅靠一面帆就能达到 15 节（约 27 千米 / 小时）的航行速度。在公元初的几个世纪里，袭击沿海城镇的行为并不罕见。然而，维京人的船只不仅能袭击沿海地区，还能沿河逆流而上深入内陆掠夺村庄，受袭者逃跑无望，只能投降，但往往也无法避免死亡的结局。

古希腊、罗马和迦太基的征服手段已经不再实用。他们使用的船只长 40 多米，船体很深，配备有数百支桨，并且通常设计有多层甲板。这些船只宛如漂浮的城镇，由于体积庞大，大多数难以轻松靠岸以实现人员的迅速登陆。另外，哪怕水深足够，还需要一种特殊设计，船只才能顺利航行。而维京长船因其轻便和易于操控的特性，为维京人提供了一种新颖且更高效的征服手段。更值得一提的是，当船只的体积很小时，沿海居民就无法尽早发现即将到来的危险。维京人的战术如此简单且高效，以至于一个小规模的战斗队伍就能够在同一天内洗劫多个城镇：他们悄无声息地抵达海岸，将轻便的船只拖上沙滩，然后进行掠夺，最后迅速将船只拖回或划向河口，在目标毫无察觉的情况下，继续在河流上游重复这一行动。

维京人的优势并不仅仅在于他们出色的船只。当时，罗马帝国正处于分裂状态，部分地区正被以先到先得的方式占领。这场纷争使得整个欧洲与西亚地区陷入混乱，各个部落都在为争夺罗马人遗留下来的土地而激战。世界上的很多地方都面临着改朝换代，而新的征服者则来自一个出人意料的地方，他们所建立的帝国也注定短暂。

一个征服时代的落幕

就像维京时代的开始一样，多数历史学家认为，维京时代的终结是由英国决定的。这一时代的结束通常与 1066 年的诺曼征服相联系。在那一年，后来被尊称为征服者威廉的诺曼底公爵从法国西北海岸出发穿越英吉利海峡，登陆英国本土后，在黑斯廷斯战役中击败了挪威国王哈拉尔德·哈德拉达（Harald Hardrada），并将其杀死，从而使英国摆脱了长达 273 年的维京统治。历史的讽刺在于，诺曼底公爵所倚仗的诺曼族群和诺曼社会的主要缔造者恰恰是维京人，诺曼（Norman）一词的来源“北方人”（Norseman）指的就是维京人。法兰克人同样是日耳曼人的后裔，当时统治着现代法国的大部分地区。他们允许维京人管理那些桀骜不驯的北方民众，条件是维京人不得再染指他们钟爱的巴黎。维京人答应了这一条件，但他们并未强迫这些北方民众学习自己的语言，也未能实施有效的监管。结果就是，在短短几代人的时间里，一个独立的社会便应运而生，并最终引发了叛变。

尽管不到 3 个世纪的时间对于一个帝国而言显得相当短暂，但在这有限的时间里，其所产生的影响却极为深远，至今仍在欧洲和斯堪的纳维亚地区留有痕迹。这个帝国的疆域辽阔，西起格陵兰岛和现今加拿大的部分地区，东至如今的俄罗斯中部，南界则几乎覆盖了整个西班牙和意大利的沿海。拜占庭帝国在东地中海具有广泛的影响力，但在其统治的晚期，维京人就凭借卓越的航海技术，牢牢把控了黑海和里海。

但是，维京人未能成功侵袭中欧的河流体系，这导致他们在诺曼人、斯拉夫人和法兰克人的夹击下迅速衰败，这些地区大多得以幸免于维京人的统治。然而，近 3 个世纪的掠夺使维京人积累了大量财富，正是在这一时期，斯堪的纳维亚，尤其是挪威的文化开始蓬勃发展。在维京时代，奥斯陆、卑尔根、哥本哈根、斯德哥尔摩和哥德堡等城市的人口和财富都迅速增长，即使在帝国灭亡后，这些城市依然保持着全球最重要港口的地位。

尽管几个世纪的掠夺给欧洲大陆和西亚带来了一定影响，例如人口略有减少，但其对斯堪的纳维亚文化自身的影响更为显著。英国和凯尔特群岛对其文化的塑造起到了重要作用，尤其是在 11 世纪初，挪威在奥拉夫二世国王的领导下，成功统一并成为一个基督教国家。一想到挪威是一个基督教国家，许多维京酋长或许会在宽敞的墓穴中难以安息，但所幸这样的状况并未持续太久。尽管挪威教会现今声称全国 540 万人（至 2024 年人口为 551 万）中有 68% 是其成员，但这仅因一条古老的法律：只要父母中有一人是教会成员，其子女出生后便自动入会。然而事实上，现代挪威是世界上最世俗的国家之一，全国仅有 2% 的人口定期参与宗教活动。北方的异教徒已重拾古老的生活方式。

挪威在成为基督教君主制国家的过程中充满了动荡。统治者更迭频繁，而来自东部和南部的被驱逐日耳曼部落的袭击，似乎是对维京人近 3 个世纪恶行的报应。由于缺乏明确的继承法，挪威大部分地区再次分裂成与日耳曼血统相关的部落，并经历了历史上持续时间较长的内战之一。1120 年至 1240 年出现了 12 位所谓的国王，冲突不断。随着众多人物相继离世，13 岁的哈康四世（Haakon IV Haakonsson）在 1217 年被教会及部分雏形议会推选为国王。8 年后，他与一个对手的女儿成婚，挪威作为一个国家的统一因此几近完成，最后一步便是消灭自称是哈拉尔德·费尔黑尔（Harald Fairhair）合法继承人的最后一人。872 年，金发王哈拉尔德成为首位获封“挪威国王”头衔的传奇君主。那位被称为“僭王”（false king）的人叫斯库勒·巴尔德松（Skule Bårdsson），在挪威历史上颇受关注。他曾被年轻的哈康国王赐予公爵头衔，但这显然无法满足他的野心。于是，在 1240 年，他策划了一场政变，可惜以失败告终，并招致杀身之祸。

前文讲述的维京人如今已经消失，但他们的生活方式深深地烙在挪威社会的文化中，特别是他们通过海洋探索世界的冲动，而且他们探索世界的速度超越了任何人。

长船复兴和奥运梦的曙光

谈及长船，有一艘特别引人注目的船只，那便是1880年在挪威东南部发现的戈克斯塔德号（Gokstad）。据推测，这艘船大约建于990年，属于维京时代晚期。它被发现时竟然完好无损，甚至连船头装饰性的龙都仍保持着栩栩如生的状态，龙的设计初衷是震慑即将成为其猎物的敌人。戈克斯塔德号深深吸引了挪威航海家兼探险家马格努斯·安德森（Magnus Andersen），他因此委托建造了一艘精确的复制船，希望能用这艘复制船横渡大西洋，以此向祖先的海事智慧致敬。

1893年4月30日，安德森与其他10位同伴从卑尔根启航，历经44天的航行，他们最终抵达了美国康涅狄格州的新伦敦，并受到了当地人的热烈欢迎。然而，对于精通维京历史并决心向世界展示他们为何曾被誉为“河上之王”的安德森来说，这样的成就还远远不够。那之后几周，为了纪念哥伦布发现美洲大陆而举行的世界哥伦比亚博览会将在芝加哥开幕，虽然很多挪威人并不认同哥伦布的这一发现，但安德森还是决定驾驶他的戈克斯塔德号复制船前往参加博览会。他从哈德逊河出发向北航行，经过伊利运河向南，穿越五大湖中的四个湖泊，最终抵达芝加哥，并且受到了比之前更热烈的欢迎。在世界哥伦比亚博览会上大放异彩后，安德森继续驾驶他的长船沿密西西比河南下，选择在新奥尔良度过冬天。

1893年，安德森与船员们已经通过风帆动力和划桨动力航行了约7 700公里。那之后，戈克斯塔德号复制船在芝加哥林肯公园动物园的地下室里被尘封了近1个世纪。后来，在美国的挪威与瑞典移民社区的努力下，复制船被移至伊利诺伊州福克斯谷的多个地点保存。本书撰写之时，船首的龙雕像“芙蕾雅”正在日内瓦公共图书馆展出，而船体本身则在日内瓦良好圣殿公园对外开放，被当地人亲切地称为“维京船”。

安德森的这一壮举成为当时世界性的大新闻，并在一个关键的时刻重新点燃了挪威人对航海的热爱。就在他完成大西洋和北美远航 3 年之后，首届奥运会在雅典举行。遗憾的是，由于海浪太大，帆船比赛未能进行，而挪威代表团的 8 名成员中，有 6 人是为了参加射击项目而非帆船比赛而来。挪威在 1908 年的伦敦奥运会上才首次亮相帆船项目，当时仅有 4 名男子参赛，他们在 8 米级帆船赛中获得第 4 名。4 年后的斯德哥尔摩奥运会上，挪威在 3 个级别中赢得了 2 个冠军，这让东道主瑞典相当懊恼。1916 年的奥运会由于第一次世界大战被取消，到了 1920 年的安特卫普奥运会，帆船比赛成为焦点（至少从比赛项目数量上看是这样），共有 14 个级别的比赛在北海举行，这也是奥运历史上规模最大的帆船比赛。挪威代表团展现出统治级别的实力，在参加的 14 个级别的比赛中获得了 7 个冠军，并在 11 个级别中收获了奖牌。但如果仔细分析结果，我们会发现，其中有 6 个级别的比赛，挪威是唯一的参赛国家，其实是在无人竞争的环境中轻松获胜的（甚至还有 2 个级别的比赛因为连挪威代表团都没有船参赛而索性取消了），这恰恰说明了挪威人对竞技帆船（或当时所说的“游艇”）格外重视。

直到 20 世纪 60 年代的冷战时期，挪威帆船队都保持着世界领先地位，之后美国、俄罗斯和东德、西德才通过各种手段在多数奥运项目中取得了优势。但 1920 年挪威代表团的辉煌成就对于一个曾怀揣征服世界雄心的国家而言意义深远，挪威水手的卓越表现恰逢其时，为国家增光添彩。

夏奥会在 1896 年诞生之时只是相对地区性的活动，到第一次世界大战后已逐渐演变为全球最重要的体育盛事。因此，年轻的国际奥林匹克委员会（IOC）决定于 1924 年在法国霞慕尼举办首届冬奥会。这为挪威在体育领域再次展现霸主地位提供了舞台，这届冬奥会他们统治了高山滑雪和越野滑雪项目，共获得 17 枚奖牌，其中 4 枚是金牌。挪威代表团由杰出的托尔莱夫·豪格（Thorleif Haug）领衔，他在三项越野滑雪赛事中获得金牌，并在跳台滑雪项目中获得铜牌（50 年后，国际奥林匹克委员会发现了当年的一个计算错误，他实际上应该是第 4 名，他的女儿在他逝世后归还了奖牌）。芬兰同样表现出色，获得 11 枚奖牌，其中 4 枚是金牌。两国之间激烈且持久的体育竞争从此点燃，其他国家都难以接近他们所获得的两位数奖牌的成绩。挪威在历届夏奥会上的获奖情况以及在各项目中的获奖情况见图 2-1、图 2-2。

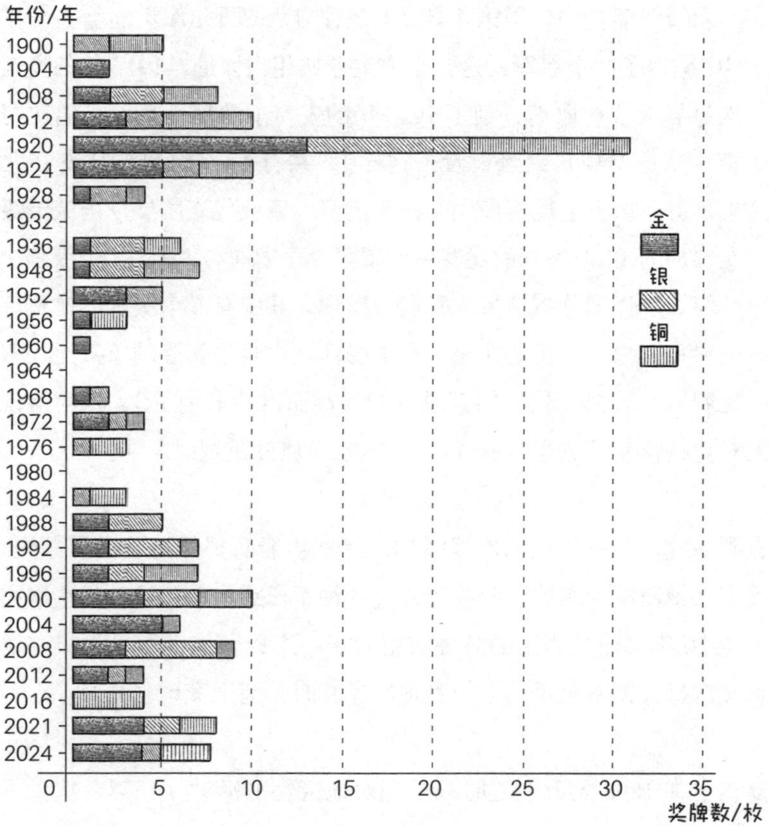

图 2-1 挪威历届夏奥会奖牌榜

注：在 1920 年的安特卫普奥运会上，挪威在总奖牌榜上位列第六，共获得 31 枚奖牌，其中帆船项目贡献颇多。而在近几届奥运会中，挪威能跻身前 20 名已属不易。

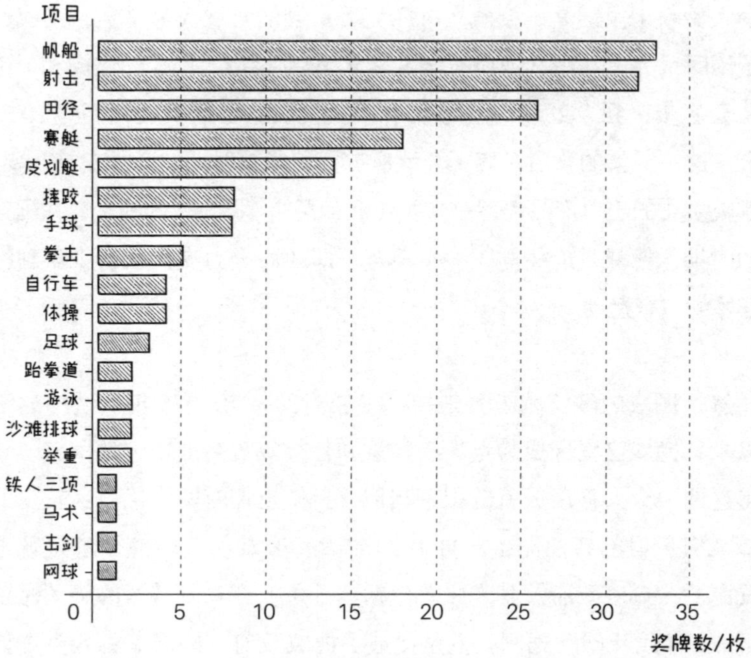

图 2-2 挪威夏奥会各项目奖牌榜

注：早期，挪威的奥运奖牌主要来自帆船和射击项目。近年来，挪威在赛艇项目上重新崭露头角，并在竞争激烈的田径项目中登上领奖台。

如果说 1920 年帆船队的胜利为新成立的挪威奥林匹克委员会注入了活力，那么 1924 年的霞慕尼冬奥会则向世界展示了挪威已成为一个不容忽视的体育强国。然而没过多久，挪威和全世界的艰难时期就开始了。挪威被迫与瑞典组成的联合王国在 1905 年才解体，而挪威这种独立的状态仅仅持续了 35 年，到 1940 年便随着纳粹占领再次被打破。在这短暂的 35 年里，大萧条重创了这个国家的经济，使得他们不得不再次重启。尽管挪威在名义上保持中立，但第一次世界大战还是重创了这个国家本就微薄的海军力量。由于英国海军的压力，挪威被迫为盟军开设安全通道，并提供鱼类作为军需，因此被称为“中立盟友”。正是由于这个原因，纳粹才不顾挪威的中立地位，对挪威军队发动攻击，并侵占挪威领土。

令人始料未及的是，挪威奥林匹克委员会的发展极为迅猛，其成长速度超过了当时世界上几乎其他所有国家。从 1900 年初的田径、体操和射击 3 个项目协会起步，到 1928 年，挪威奥林匹克委员会已经扩展到拥有 20 多个项目协会。这一成就的背后，离不开政府在资源紧缺时期的鼎力支持，要知道，当时挪威主要的出口产品仍然是鱼类（和鲸类）。更为关键的是，在国家历经挑战的时期，挪威政府树立了一个典范，即政府全力支持从青少年到精英等各个群体的体育运动。

显然，挪威的经济困境并未持续太长时间。自 1945 年从纳粹的统治下解放以来，挪威已发展成为世界上经济和社会双重高度稳定的国家。与大多数取得这两项令人称羡成就的国家相似，挪威也拥有两大优势：较少的人口和看似无穷无尽的石油储备。自 1970 年发现其壮美的峡湾下蕴藏着丰富的原油资源后，挪威政府及其人民（包括选手）便迎来了持续的繁荣时期。而 20 世纪 20 年代开创的先例，更是促成了挪威政府与挪威奥林匹克委员会之间的一种独特关系，即国家彩票现已成为挪威奥林匹克委员会的重要资金来源。每售出 1 美元的彩票，其中 64% 的资金就会流入国家彩票机构（Norsk Tipping），并指定用于资助挪威国家体育联合会。彩民们甚至可以选择额外捐赠 7% 的资金给他们所选择的联合会。仅在 2021 年，这些捐款就为挪威的体育项目带来了高达 4 亿美元的资金（见图 2–3），而且这个数字每年都在增长。

对于一个只有约 550 万人口的国家来说，4 亿美元无疑是一笔令人瞩目的巨款。在全球约 80 个设有国家彩票的国家中，有 24 个国家会将彩票的部分收益捐赠给本国的奥林匹克委员会和残疾人奥林匹克委员会，挪威是第一批这样操作的国家之一。

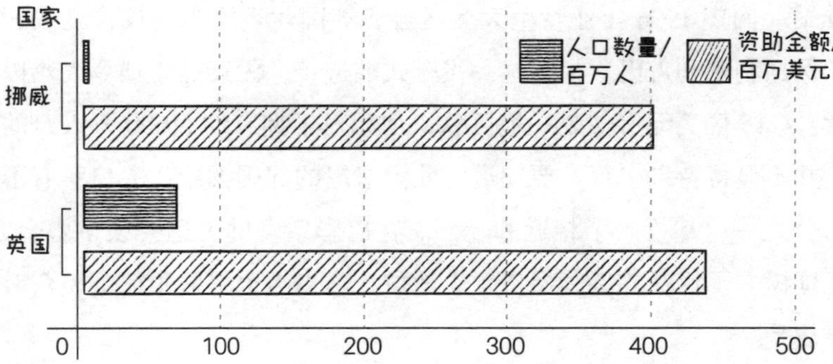

图 2-3 奥运会资助情况（2021 年）

注：挪威长期以来一直慷慨资助本国的奥运会项目，资金来自政府运营的国家彩票的收益，挪威体育获得的资金超过了一些大国。近年来，英国效仿挪威的做法取得了显著成效。

英国的国家彩票起步较晚，直到 1994 年才设立。设立之初，英国便立即将部分彩票收益投入奥运项目的筹备中，只是初始投入金额并不高。在 1996 年亚特兰大奥运会时，英国奥林匹克委员会仅从彩票收益中获得 500 万英镑（当时约 650 万美元）的资金支持。那届奥运会上，英国的表现并不理想，仅获得 1 枚金牌，创下了历史新低。然而，到了 4 年后的悉尼奥运会，英国投入的资金增长了 10 倍有余，达到 5 400 万英镑（当时约 6 900 万美元），英国代表团的成绩也显著提升，最终以 28 枚奖牌重新跻身世界前十。之所以拿英国与挪威进行对比，主要是因为其与挪威拥有相近的地理位置、深厚的历史联系，以及对体育霸主地位的共同追求。

时间来到 2012 年伦敦奥运会，东道主英国的各个运动项目联合会从彩票收益中获得了高达 2.64 亿英镑（当时约 3.35 亿美元）的资金支持。在这笔巨额资金的助力下，英国代表团以 65 枚奖牌的成绩跻身至第三名。奖牌的增多进一步带动了资金的增加，随后的 2016 年里约热内卢奥运会和 2021 年东京奥运会，英国国家彩票为英国代表团注入了约 3.5 亿英镑（当时约 4.45 亿美元）的资金支持。在这两届奥运会上，英国代表团的表现均超越了 2012 年伦敦奥运会，甚至在 2016 年里约热内卢奥运会上取得了金牌榜第二名的佳绩。回望 1996 年亚特兰大奥运会，英国代表团当时仅位列第 36 名，落后于保加利亚和古巴，如今这一飞跃式的进步，无疑是一项令人难以置信的成就。4.45 亿美元看似是一笔巨款，但相对于拥有约 6 600 万人口的英国而言，并不显得特别出众。要知道，北海对岸的邻国挪威，人口只有不到英国的十分之一，却投入了相近的金额。在以彩票资助奥运会项目协会方面，挪威无疑树立了标杆并持续保持领先地位，这当然也得益于挪威民众对彩票的深厚热爱。

挪威的奥运会征途并非一帆风顺，但是在这个国家独立的早期，同时也是奥运会的初创时期，挪威的帆船和滑雪选手在各自的项目上屡创佳绩，将体育在挪威社会中的地位提升到了一个极高的高度，这种情形在世界上其他国家极为少见。正因如此，即便20世纪80年代挪威的体育成就曾短暂下滑，他们也能以更加强大、更有组织和更充裕的资金支持迅速复兴。挪威致力于为其公民在生活的各个方面提供最佳的起点，而体育无疑是他们生活中至关重要的一个环节。

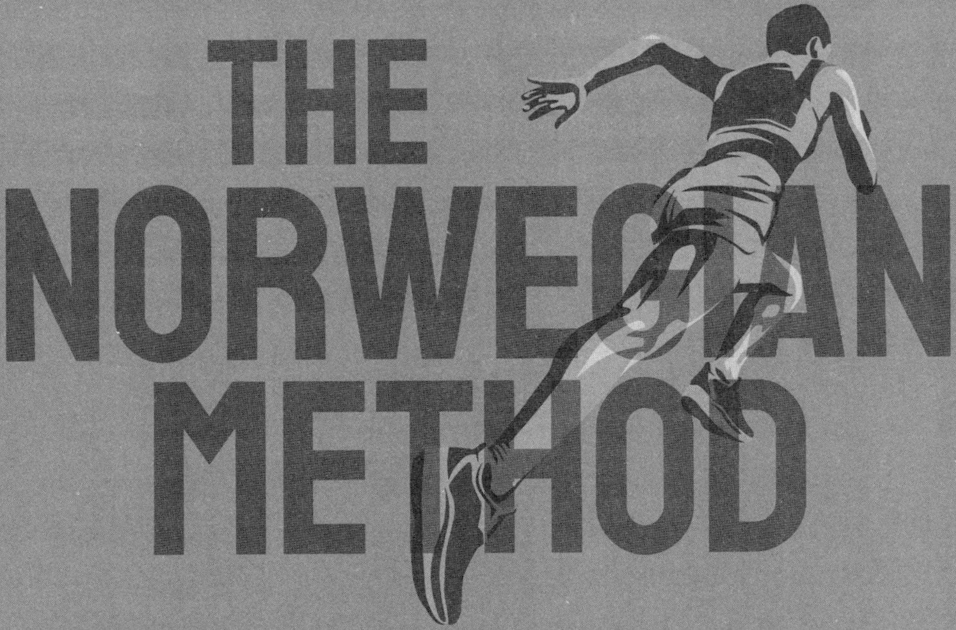

第二部分

点燃火种，
挪威传奇的开创性探索

- 20 世纪 70 年代末 80 年代初，格蕾特·维茨和英厄丽德·克里斯蒂安森先后在世界级耐力运动舞台上展现统治力，开启了挪威跑者在马拉松领域的辉煌。
- “奥运巅峰”计划由挪威奥林匹克委员会、挪威残疾人奥林匹克委员会与挪威体育科学学校联手打造，在世界体育界中独树一帜。该计划拥有一支精英教练团队，专门从各个项目中挑选出真正有潜力的选手，全力引导他们走向金牌之路。
- 1987 年，挪威奥林匹克委员会和残疾人奥林匹克委员会通过了一项独特的《儿童体育权利法》，为 12 岁以下儿童的体育活动提供规范，核心在于确保孩子们的运动体验保持积极与有趣。
- “我们天生会滑雪。”在人口仅 550 万的挪威，几乎所有人在 2 岁时就开始接触滑雪，很多人在 8 岁时就已进入专业的培养计划。这样的早期培养为他们在全球范围内带来了巨大的竞争优势。
- “孩子就是孩子，而非小大人。”挪威主张所有的体育活动和比赛都应面向所有儿童开放。技能和乐趣是训练的核心。他们教授孩子们精湛的动作技巧，也让孩子们在与朋友的嬉戏中享受运动的快乐。竞争，则是在这样的环境中自然而然地产生的。

03

英厄丽德·克里斯蒂安森：“挪威长跑之母”

智者行事，节制为先。

——《吉斯利·苏尔松史诗》(*GISLI SURSSON'S SAGA*)①

为挪威耐力项目在如今世界体育界赢得“黄金一代”声名的，是几名男选手，然而普遍的共识是，引领并鼓励他们的是两位杰出的女性。这两位女性才是最早在跑步领域取得统治性地位的挪威人。当克里斯蒂安·布鲁门费尔特在 2021 年获得东京奥运会铁人三项金牌后放出豪言，声称要赢得夏威夷铁人世锦赛时，网络上嘲讽声一片。毕竟，他想做的这件事太过于异想天开了。在这项运动的历史上，从未有人能同时在这两项看似接近实则差异巨

① 《吉斯利·苏尔松史诗》是 13 世纪冰岛经典萨迦文学之一，讲述了主人公吉斯利因复仇与家族荣誉而陷入悲剧命运的故事，展现了北欧文化中荣誉、复仇与个人抉择的冲突。这句引语体现了北欧萨迦文学中反复强调的智慧主题——节制与平衡。在充满血仇与暴力的维京时代，萨迦常通过此类箴言警示后人：真正的强者不仅需要勇武，更需克制与判断力。——编者注

大的赛事中登顶，这简直有违常理。[①] 然而，布鲁门费尔特用实力打破了陈规，证明了旧有观念的局限性，也昭示了规则需要与时俱进。值得一提的是，他并非第一个颠覆常规的挪威人。

载入史册的壮举

第一位在世界级的耐力运动舞台上展现挪威统治力的是格蕾特·维茨，这位杰出的女性不仅与自己的一位同胞成了竞争对手，后来还成了后者的精神导师，引领对方成为保持世界纪录时间最久的挪威女选手。格蕾特·维茨 1953 年出生于奥斯陆，1978 年赢得世界越野锦标赛冠军，之后她在自己的家乡成了超级明星。1978 年的晚些时候，当她与丈夫杰克在纽约马拉松赛前一天游览曼哈顿名胜时，却并没有人认出她来。在那之前，格蕾特·维茨没有参加过全程马拉松的比赛，她甚至从未在训练中跑过超过 20 公里的距离，但纽约马拉松的比赛总监弗雷德·勒博（Fred Lebow）还是力排众议，接受了格蕾特·维茨加入女子精英组别的申请。勒博的小算盘是希望格蕾特·维茨能在比赛中自然而然地成为克里斯塔·瓦伦西克（Christa Vahlensieck）的领跑员。瓦伦西克前一年刚刚创造了 2 小时 34 分 48 秒的世界最好成绩，已经公开宣布要在纽约马拉松打开 2 小时 30 分的大关。勒博虽然为格蕾特·维茨支付了机票，却并未邀请她参与任何媒体活动，因此她才会在比赛前一天拥有充裕的观光时间。

① 由游泳、自行车和跑步组成的运动项目在国内被约定俗成地称为“铁人三项”，这已经成为这个项目的中文正式名称，在官方报告和新闻报道中使用。在英语中，这一项目的正式名称为 triathlon，直译为三项赛。而铁人（IRONMAN）实际上是一个商业品牌，只有该品牌下的赛事才会被称为 IRONMAN。IRONMAN 每年在世界各地举办多站系列赛，最重要的一场比赛是 IRONMAN 世界锦标赛，2023 年之前固定在夏威夷的科纳（KONA）举行，因此世锦赛也被直接称为科纳。在 IRONMAN 的设项中，“3.8 公里游泳 +180 公里自行车 +42.195 公里跑步”的赛事被国内爱好者称为大铁，大铁每个项目减半后把总距离用英里表示，被称为 IRONMAN 70.3。而奥运距离（1.5 公里游泳 +40 公里自行车 +10 公里跑步）则被国内爱好者称为标铁。除了 IRONMAN 赛事之外，欧美还有其他公司举办的“3.8 公里游泳 +180 公里自行车 +42.195 公里跑步”的三项赛，但不会使用 IRONMAN 的名称。本书提到布鲁门费尔特要在获得奥运会金牌之后冲击 IRONMAN 世锦赛金牌，其难度相当于短跑选手去参加长跑比赛。本书中文译本按照国内习惯，把三项赛译为铁人三项。——译者注

上午 9 点，选手们从斯塔腾岛的沃兹沃思堡出发，当天的比赛条件近乎完美，凉爽而干燥的空气中夹杂着来自西北的轻柔微风。格蕾特·维茨以辫子造型亮相，身着蓝白相间的挪威背心，佩戴着比赛号码布 1173F。她并未如勒博所期望的那样，牺牲自我去领跑，而是选择紧跟热门选手之后，尽管这样的策略让她感到些许不安。

格蕾特·维茨事后坦言："我习惯于更快的节奏，这样的速度让我有些不适应。"

随着赛程的深入，格蕾特·维茨的不安情绪逐渐加剧，有时甚至险些踩到前方步伐缓慢的世界最好成绩保持者的脚后跟。在攀爬皇后区大桥的漫长过程中，格蕾特·维茨逐渐失去了耐心。于是她选择发力，加速超越此前的领跑者。后半程她只用了 1 小时 13 分 59 秒，最终以 2 小时 32 分 30 秒的成绩获得冠军并创造了新的世界最好成绩。

毫无疑问的是，格蕾特·维茨再也不用佩戴 1173F 这种没有姓名的号码布了，[①] 她在纽约马拉松中一共赢得了 8 次冠军。然而，她只是那个时代第二伟大的挪威长跑选手。

从教师到世界纪录保持者的蜕变

格蕾特·维茨和英厄丽德·克里斯蒂安森这两个名字如今已密不可分，但她们两个第一次被关联起来始于 1971 年的欧洲田径锦标赛。当时，年仅 17 岁的格蕾特·维茨（她当时未婚，名字还是格蕾特·安德森）代表挪威参加 1 500 米比赛，而与她同场作战的 15 岁天才选手克里斯蒂安森则是挪威最有前途的越野滑雪选手，她参与跑步只是为了打好自己的体能基础。这

① 马拉松赛事会为最热门的几名选手提供印有他们名字的号码布。——译者注

是一种非同寻常的训练理念，如果不是因为发生于挪威《儿童体育权利法》颁布前几十年，这甚至是一种不合法的行为。对于这两位年轻的挪威选手来说，那场比赛并不值得怀念。格蕾特·维茨在小组赛中只获得了第 8 名，未能晋级到下一轮；克里斯蒂安森作为场上最年轻的选手，甚至被挤出跑道，未能完成比赛。这一事件给克里斯蒂安森带来了巨大冲击，而在她重返滑雪赛场之后，她很快便跻身全球最优秀的 15 岁滑雪选手之列，格蕾特·维茨则继续坚定地留在通向世界顶级长跑选手的道路上。这两位在比赛中住同一间房的室友，似乎再无机会产生交集。

到了 1976 年，克里斯蒂安森即将以替补身份参加因斯布鲁克冬奥会，而格蕾特·维茨已在田径领域登上了世界之巅。由于跑步在克里斯蒂安森的滑雪训练中仍占据重要地位，于是她在第二年决定参加自己的首场马拉松比赛。最终，她以 2 小时 45 分的成绩完成了比赛，这个成绩仅比当时的世界纪录慢了不到 10 分钟。克里斯蒂安森始终认为自己的天赋超乎想象，并坚信自己的有氧基础比当时大多数甚至可能是全部顶级马拉松选手都要扎实。当然，她也有一个值得尊敬的对手，那就是格蕾特·维茨，而后者即将在自己的前两场马拉松比赛中创造世界最好成绩。

在旁人看来，这两位 20 多岁的女性是以截然不同的方式接触马拉松的。然而，从身体情况来看，她们为马拉松所做的准备却有着惊人的相似之处。两人自幼便接受高强度的训练，而克里斯蒂安森可能拥有的一项优势，便是通过一些轻松的运动来巩固她的有氧基础。至今，克里斯蒂安森无论是在回顾自己的运动生涯时，还是在观察有潜力的年轻选手时，仍会思考这一问题。

“也许，滑雪背景为我带来了巨大的优势，”当我询问她是什么让她与当时的其他女性马拉松选手如此不同时，她这样推测，“要知道，当时没有女性是从长跑项目起步的。在挪威，尤其没有女孩会跑长距离。”

克里斯蒂安森于1956年出生在特隆赫姆（Trondheim），这是一个位于奥斯陆以北400多公里的港口城市，离她现在的家不远。她有一个比她大4岁的哥哥，尽管他们的父母对体育并无特别的偏好，却允许孩子们每天自由选择喜欢的活动。在20世纪60年代的挪威北部，女孩们缺乏组织化的体育活动，因此克里斯蒂安森常常加入她哥哥与朋友们的活动，主要是滑雪、跑步或踢足球。由于克里斯蒂安森的父母很少介入女儿的体育生活，这反而为这位未来史上最杰出的跑者之一营造了一个理想的成长氛围。

年仅12岁时，克里斯蒂安森的滑雪才华便已然显露无遗，即便是在特隆赫姆这样的偏远地区，她的才华也无法被忽视，于是她进入了当地滑雪俱乐部的青少年精英项目。该项目包括每周数次的轻松跑，都是以相对较慢的配速进行的，这使她在训练滑雪的同时也提升了自己的跑步能力。将近半个世纪后，克里斯蒂安森回想起自己还是一名年轻滑雪选手的岁月，她在森林中与男孩们竞速，并常常将他们甩在身后，那段时光令她怀念不已。

值得注意的是，20世纪60年代和70年代的挪威年轻滑雪选手所采用的训练方式，与后来挪威夏季运动成功推广的现代训练法有着异曲同工之妙。

克里斯蒂安森解释说：**"这就是典型的80/20训练法，其中80%的训练是长距离的轻松跑，而剩下的20%则是短距离的强度跑。重要的是，训练时的强度从不会超过比赛的阈值。"**

"从不吗？"为了确认这一事实，我追问她。

"从不，从来没有。我绝不可能那么做。"

她回答得理直气壮，似乎对我的追问感到很吃惊。她的反应仿佛在问：你怎么会提出这样的问题？很明显，她从未考虑过以超过比赛阈值的强度进行训练，而这一理念贯穿了她整个职业生涯。

整个20世纪70年代，克里斯蒂安森一直坚持滑雪与跑步，这两项运动贯穿了她的高中与大学岁月。当时的克里斯蒂安森在滑雪与跑步两个项目中都达到了挪威顶尖水平，但挪威还没有供高水平年轻选手边训练边读书的精英体育学校。

1986年的一期《体育画报》（*Sports Illustrated*）中，格蕾特·维茨回忆了她在1971年欧洲田径锦标赛上初次遇见克里斯蒂安森的情景。她提到："我惊讶地发现，克里斯蒂安森早晚都在做俯卧撑，且数量相当多。这是为了滑雪训练。在她看来，跑步似乎显得次要。"

格蕾特·维茨当时并不理解，也许永远都无法理解，对克里斯蒂安森而言，无论是跑步还是滑雪，都从未占据她生活的首要位置。甚至在追寻奥运滑雪梦想，以及在赛道上追逐格蕾特·维茨的同时，克里斯蒂安森还拿到了医学工程学的学位，并开始在特隆赫姆的挪威癌症研究所工作了。克里斯蒂安森形容说，这是一份平静的工作，自己非常需要这样一个使大脑不再局限于跑步和滑雪的机会。

克里斯蒂安森说："我每天最多训练2小时，那么余下的时间该如何度过呢？在20世纪70年代至80年代，我们从未想过要让自己过得轻松一点。在成为母亲之前，我一直在全职工作，因为这就是我的方式。现在很多孩子都想成为全职跑者或全职选手，但这种选择只适合少数人，大多数人需要更多元的生活。"

除了研究所的工作，克里斯蒂安森还学习了钩针编织和针织，并坚持做了40年。显然，她在这两项休闲活动上都有很深的造诣。克里斯蒂安森在训练中也是同样竭尽全力，超越格蕾特·维茨仍然是她的目标，长期以来，她已习惯了屈居格蕾特·维茨之下。整个20世纪70年代，克里斯蒂安森和格蕾特·维茨每年都会在 1 500 米和 3 000 米的赛场上交锋数次，那时还未设立女子 5 000 米项目，而克里斯蒂安森每次都只能在这两个项目中获得亚军，且与冠军的差距颇为明显。在特隆赫姆的壁橱里，她收藏的挪威锦标赛银牌有 20 ～ 30 枚之多。而与之对应的金牌，则全部属于格蕾特·维茨。遗憾的是，格蕾特·维茨在与癌症的长期抗争后，于2011年离世，享年57岁。

在这两位挪威乃至世界级的杰出选手辉煌的职业生涯中，她们的关系充满了情感上的波折。克里斯蒂安森逐渐形成了自卑情结，这种情结如此强烈，以至于她不得不求助于运动心理学家，帮助她重拾比赛的信心。挪威在体育科学领域一直走在世界前列，20 世纪 70 年代末，尽管心理学在挪威已有发展，但体育心理学还是个外来概念。幸运的是，在这个小国，像克里斯蒂安森这样的顶尖选手很容易就能接触到像威利·雷洛（Willi Railo）这样的优秀心理学家。雷洛在商业界和音乐界都已声名鹊起，他通过录音带指导克里斯蒂安森运用意象化来增强自身力量，帮助她掌控比赛，以战胜对手格蕾特·维茨。与除丈夫和教练之外的人沟通，为克里斯蒂安森提供了新的参赛动机视角。然而，在取得显著进步之前，她仍需面对诸多挑战。

1978 年，克里斯蒂安森因应力性骨折遗憾缺席纽约马拉松比赛，而格蕾特·维茨在此次比赛中首次尝试全程马拉松并创下了 2 小时 32 分 30 秒的世界最好成绩。值得一提的是，一年前克里斯蒂安森在伦敦完成了她的马拉松首秀，成绩为 2 小时 45 分。那时，她还在为最后一次越野滑雪世界锦标赛做准备，且从未在公路上跑过步。在参加马拉松之前，她的跑步训练仅限于每周几次在越野路面上以轻松的速度慢跑，且每次不超过 1 小时。如此轻松的训练却能在马拉松比赛中取得 2 小时 45 分的成绩，这让克里斯蒂安森意识到，她未来有可能成为世界上最出色的长跑选手。但首先，她需要成为挪威最顶尖的长跑选手。

有人为你开拓道路确实大有裨益，然而克里斯蒂安森已经当第二名太久了。1986 年，她在接受《体育画报》采访时说："她（格蕾特·维茨）并非我的偶像，我并不想全盘模仿她，但她展示了如果女性像男性那样训练的话，能够达到何种高度，她证明了挪威女孩同样可以出类拔萃。多年来我一直跟在她身后，这确实让我感到沮丧，但心底总有个声音在说：‘如果她能做到，那我也能做到。’”

生育后的极限突破

20 世纪 80 年代，克里斯蒂安森都在努力成为顶尖选手，但是她所面对的竞争环境已经发生了意料之外的变化。那时，克里斯蒂安森不仅落后于挪威的选手，而且还正好赶上了女子长跑运动的首轮热潮，这意味着在全球范围内，特别是来自美国的竞争将异常激烈。场地赛中，玛丽·斯莱尼（Mary Slaney）独领风骚；而在路跑方面，琼·贝努瓦（Joan Benoit）则大放异彩，在 80 年代初期与格蕾特·维茨轮流刷新世界最好成绩，到 1983 年，世界最好成绩更是达到了惊人的 2 小时 22 分 43 秒。

同年，克里斯蒂安森在休斯敦马拉松赛中以 2 小时 33 分 27 秒的成绩夺冠，但这场比赛成为她职业生涯中最让人失望的表现之一，至少在那之后的几周里她是这样认为的。原本她有望首次突破 2 小时 30 分大关，因为根据训练情况，她的成绩理应更加出色。休斯敦赛后，她经过一个月的密集训练，在教练的建议下接受了妊娠测试，结果呈阳性。次日，她惊讶地发现自己已经怀孕 4 个月之久。由于她的经期一直不规律，所以她之前并未察觉。最令她震惊的是，她从未想过自己能怀孕。“在儿子高特出生之前，她不认为自己真的能成为母亲，”她的丈夫阿尔韦对《体育画报》坦言，“她觉得自己的内分泌系统并不具备那种功能。”但这则消息让她无论是作为个体还是选手都发生了转变。“她更加充实，”阿尔韦评价，“她已无缺憾。”

在孕期，克里斯蒂安森仍坚持一定量的训练，尽管外界普遍认为她的职业生涯已走到尽头，但她下定决心以更强大的姿态复出。在 1983 年，女性在生育后能重返精英体育界的案例寥寥无几，长跑领域更是如此。

40 多年之后，克里斯蒂安森依然清晰地记得自己当初的信念，坚信自己能够重回巅峰。"我曾观察过当时挪威最出色的三位男跑者，他们分别有一个、两个和三个孩子，我心想：'为何我成为母亲后就得放弃跑步，而他们却不必呢？'在成为母亲后，我让生活重回了正轨，兼顾了工作、跑步和家庭。"

在高特出生近 5 个月后，28 岁的克里斯蒂安森便回到了休斯敦赛场，以 2 小时 27 分 51 秒的成绩首次跑进 2 小时 30 分，成功卫冕。此后不到 5 个月，她在伦敦跑出了 2 小时 24 分 26 秒的成绩，创造了不是世界最好成绩的世界最好成绩。原因在于，琼·贝努瓦在此前一年的波士顿马拉松比赛中的成绩比她快了 2 分钟，但由于波士顿的赛道是点到点的直线赛道，按照田径规则，这种赛道上跑出的成绩不能得到官方认证。第二年，克里斯蒂安森再次挑战伦敦赛场，以 2 小时 21 分 06 秒的成绩完赛，毫无争议地独占世界最好成绩。

史无前例的"三冠王"统治

在创造马拉松世界最好成绩之后的 3 个月，克里斯蒂安森便在跑道上以 14 分 37 秒的成绩打破了自己保持的女子 5 000 米世界纪录，这恐怕是她最令人难忘的壮举了。此前一年，她成为首位在 5 000 米赛跑中跑进 15 分钟的女性，而这一切成就都是在她生育后仅 11 个月内取得的。1984 年，她再次创造历史，成为首位在 10 000 米赛跑中跑进 31 分钟的女性。1985 年，在奥斯陆热情观众的助威声中，她以 30 分 13 秒的成绩再次刷新了自己的 10 000 米赛跑纪录。这个纪录保持了 5 年之久。她是唯一一位能同时保持 5 000 米、10 000 米世界纪录和马拉松世界最好成绩的选手，这一壮举可能永远无人能够超越。

然而，克里斯蒂安森最为人所铭记的，还是她在马拉松赛事中的卓越成就。在 1985 年之前的 13 年间，女子马拉松的世界最好成绩被刷新了 21 次，时间上缩短了 28 分多钟。而在 1985 年之后，尽管全球范围内女子跑步热潮逐渐兴起，但克里斯蒂安森的纪录历经 13 年才被另一位女性打破。在 1998 年的鹿特丹马拉松赛上，肯尼亚的泰格拉·洛鲁佩（Tegla Loroupe）仅以 19 秒的微弱优势刷新了克里斯蒂安森保持的世界最好成绩。即使这一世界纪录常被刷新，也只比克里斯蒂安森 1985 年的纪录快了大概 6 分钟。

不难想象，如果克里斯蒂安森拥有现在的跑鞋和先进装备，她的速度或许还能更快。然而，她笑着说："虽然新鞋可能会带来帮助，但我其实非常喜欢我自己的鞋子。现在，我们过于依赖各种测量数据，特别是在我接触到的挪威选手中，这种现象尤为明显。他们可能因此忽视了身体发出的自然信号。当然，像英厄布里格森那样的顶级跑者深知自己的超强实力，无须装备来佐证，反而是那些对自身能力缺乏信心的人才会过分依赖装备，他们似乎已经丧失了独立思考的能力。"

被誉为挪威长跑之母，同时也是挪威历史上最伟大的耐力选手的克里斯蒂安森在训练中采用了一种更全面的方法。虽然她也承认自己从青少年时期开始就接触并实践了某种形式的双阈值训练，但她并不认为乳酸测量仪、双阈值训练以及高海拔训练是挪威训练法的真正精髓。她觉得自己成功的秘诀在于尽可能多地留在挪威本土进行训练，这一观点似乎与当今挪威冠军选手们的做法并不一样。

克里斯蒂安森说："我渴望的是平凡而美好的生活，就像大多数挪威人一样。如果为了追求更好的成绩而必须离开家人前往高海拔的训练营进行训练，我觉得这不是我的选择。我希望在挪威过地道的挪威生活，因为我深信，这才是让我达到最佳状态的途径。"

THE NORWEGIAN METHOD

04

天赋的摇篮：冰雪王国的培养体系

小时候胆小的人，老了也很少会勇敢。

——《沃尔松格史诗》

为了将更多的选手引向金牌之路，挪威奥林匹克委员会、挪威残疾人奥林匹克委员会与挪威体育科学学校合作成立了一个人才培养计划，负责执行这一计划的机构被形象地命名为“奥运巅峰”（Olympiatoppen）。“奥运巅峰”的模式在世界体育界并不常见，这个人才培养计划拥有一支精英教练团队，专门负责从各个项目中挑选出真正有夺牌潜力的选手。该计划的负责人是前奥运会赛艇选手托尔·奥弗雷博（Tore Ovrebo），他在发掘和培养北欧滑雪[①]与速度滑冰金牌人才方面有着卓越表现。

---

① 北欧滑雪是指使用鞋跟不固定的北欧式滑雪板参与的滑雪项目，冬奥会中的北欧滑雪项目包括越野滑雪和跳台滑雪，以及这两项加在一起的北欧两项。——译者注

2022年北京冬奥会开幕前的新闻发布会上，有记者好奇地问奥弗雷博预计挪威能赢得多少枚奖牌，他毫不犹豫地回答："32。"

"是的，三,二。"奥弗雷博再次清晰地确认。全球的记者们都被这个高目标震惊了，觉得有些不可思议，于是纷纷开始敲击键盘，记录下这一惊人的预测。

接下来奥弗雷博开始细数自己已经写在纸上的这32枚奖牌，之后的17天里，挪威选手不仅实现了他的预测，还额外获得了他没有提到的5枚奖牌。

37枚奥运奖牌背后的培育机制

"奥运巅峰"计划使得挪威在冬奥会上大放异彩，这背后与挪威独特的训练法有一定关联，但更深层次的原因在于挪威的生活方式和文化熏陶。"我们天生会滑雪"这句话在挪威耳熟能详，尤其是当你询问滑雪选手技艺高超的秘诀时，常会听到这样的回答。这句话虽带着些许自夸，却也反映出挪威为年轻人提供了众多高水平滑雪项目的参与机会。在这个人口仅约550万的国家，仅北欧滑雪一个项目就拥有8所精英发展学院，可见其对滑雪运动的重视。

挪威每个有山坡的小镇都设有自己的滑雪俱乐部，这些俱乐部专注于青少年的培养。对于滑雪这类需要精细技巧的运动来说，无论是越野滑雪、高山滑雪、跳台滑雪还是自由式滑雪，青少年时期都是技能发展的关键期。在北京冬奥会上，挪威斩获的37枚奖牌涵盖了这4个项目，另外包括了几枚速度滑冰的奖牌，这展现了挪威在冬季运动领域的全面实力。挪威从未在雪橇、雪车或钢架雪车这些项目中获得过奖牌，而在花样滑冰项目上，挪威最后一次获得奖牌还要追溯到1938年。

我们很容易就能分辨出来那些从小就在滑雪板上长大的人与那些从未滑过雪的人，这与游泳的情况颇为相似。如果一个人不是从小就开始滑雪，那么他几乎不可能达到精英水平。事实上，如果不是非常早地开始接触滑雪，那么想要达到世界级水平几乎是天方夜谭。在挪威，几乎有540万人在2岁时就开始接触滑雪了，其中很多人在8岁时就已经开启了专业的培养计划。这样的早期培养为挪威在全球范围内带来了巨大的竞争优势，从最近十几届冬奥会的奖牌统计中就可以明显看出这一点（见图4-1、图4-2）。

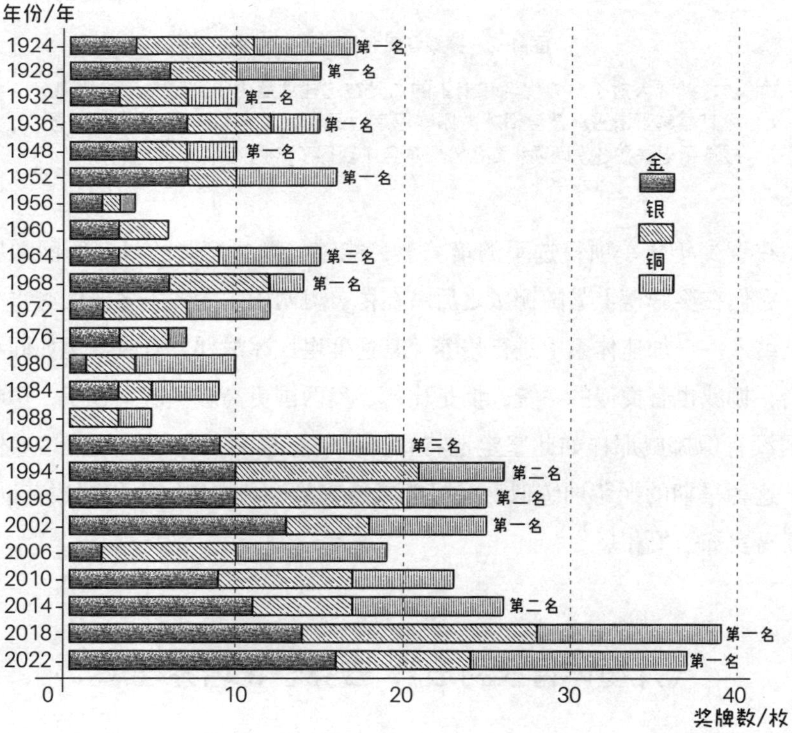

图4-1　挪威历届冬奥会奖牌榜

注：从总排名来看，挪威在冬奥会上除了少数几个奖牌小年，几乎始终保持在前三名的位置。

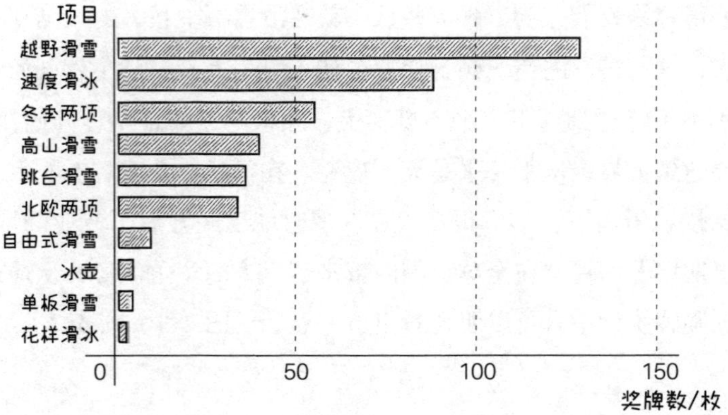

图 4-2 挪威冬奥会各项目奖牌榜

注：挪威人对于户外生活和滑雪的热爱在这些项目中得到了充分的体现，尤其是越野滑雪。速度滑冰为挪威稳定地贡献着奖牌，而近几十年来，挪威选手更是在冬季两项和高山滑雪项目中获得了 84 枚奖牌。

在青少年冬季项目选手的培养上，能够与挪威媲美的只有德国和奥地利，它们在奖牌榜上紧随挪威之后。在德、奥两国，为数不多的优秀青少年会被纳入一个加速体系中进行培养，其速度堪比冰滑梯，有时甚至如同小型火箭，挪威也有类似的系统，但是比德、奥两国更高级。区别在于，德、奥两国没有像挪威那样如此坚定地将青少年们尽早纳入并留在精英培养体系中。这种早期的严苛训练似乎是对挪威最有前途的未来冠军们的拔苗助长，然而事实却恰恰相反。

《儿童体育权利法》：去竞争化培养理念

1987 年，挪威奥林匹克委员会和残疾人奥林匹克委员会通过了一项独特的《儿童体育权利法》。这份详尽的 12 页文件为 12 岁以下儿童的体育活动提供了规范，其核心在于确保儿童的运动体验保持积极、有趣。该法案对儿童参赛旅行距离、比赛频率、奖项设置、排名公布和成绩公布等方面均作了限制。在挪威，足球依然是最受欢迎的运动项目，其受欢迎程度甚至超过了北欧滑雪，但你不会在这里找到诸如“奥斯陆 10 岁最佳球员”之类的排名榜单。挪威的体育媒体并不会过多讨论哪位少年有可能成为下一个埃尔林·哈兰德（Erling Haaland），这样的讨论更多是英国媒体的偏好。

挪威青少年的体育经历与美国青少年大相径庭。在美国，竞争被认为是至关重要的，几乎所有的体育活动都以争夺第一名为目标。令人惊讶的是，美国甚至有两个独立的组织对年仅 6 岁的孩子进行篮球水平排名。

与美国形成鲜明对比的是，挪威《儿童体育权利法》对待儿童参与体育活动的态度非常实事求是，其使命声明中明确指出：**“孩子就是孩子，而非小大人。”**该法案强调，所有的体育活动和比赛都应对所有愿意参与的儿童开放，并且这些活动应根据儿童的特点进行调整，以鼓励他们学习新事物，并激励他们尽可能长时间地参与体育运动。

这不仅仅是一种理念或口号，而是真正落实到了实践中。在过去的 40 年里，这样的故事在冬奥会上屡见不鲜。如今，许多非冬季项目的项目也采纳了同样的发展模式，并坚守着相同的理念。**对于青少年而言，技能和乐趣是训练的核心。既要教授孩子们精湛的动作技巧，同时也要让他们在与朋友的嬉戏中享受运动的快乐。竞争，则是在这样的环境中自然而然地产生的。**别忘了，这些孩子可是维京人的后裔啊！

卡吉莎·维克霍夫·李（Kajsa Vickhoff Lie）是全球最顶尖的高山滑雪选手之一，18 岁时便首次亮相世界杯赛场。当《滑雪竞赛杂志》（*Ski Racing Magazine*）向她探询挪威滑雪学院连创佳绩的秘诀时，她坦言：“我们努力让更多的孩子，无论是男孩还是女孩，都能尽量长久地持续参与到滑雪比赛中。”她还特别提到了友谊在她个人的成长和对滑雪运动的热爱中所扮演的重要角色。女孩们的青春期始终都在同一个俱乐部里度过，因为那里有她们的好友，是她们的快乐天地。到了 16 岁，卡吉莎已经掌握了迈向精英发展更高阶段所需的全部技能，而挪威也为她们提供了独特的资源。

“挪威精英体育学校”的兴起

挪威共有 16 所顶级体育学校，青少年年满 16 岁就可以和家长一起提出入学申请。16 所学校中的一些学校由当地的学校委员会与“奥运巅峰”计划合作运营，旨在帮助青少年在学业和体育上都能取得卓越成绩，实现两者的完美平衡。这样的合作模式可以使青少年们实现每周的训练时间最大化，同时也确保他们能接受到优质的教育。毕竟，这里是挪威，一个既重视教育，又重视体育的国家。

这些学校的创立与“奥运巅峰”计划有着密切的关联，它们都是在挪威宣布将主办 1994 年冬奥会后不久成立的，希望本土举办的奥运会能超越前几届的辉煌成绩。最初的 8 所学校主要专注于北欧滑雪或滑冰，但如今，奥斯陆和卑尔根地区的优秀学校已将项目扩展至从跆拳道到铁人三项的多种运动。

这 16 所学校对每个项目的招生名额都有着严格限制，仅招收少量选手。由于这个途径被视为通往国家和世界级比赛的黄金之路，因此入学竞争尤为激烈。这种竞争之激烈，从古斯塔夫・伊登的经历便可见一斑。伊登在 23 岁时成为铁人三项赛的世界冠军，但在 16 岁时被挪威西部最好的夏季运动学校的铁人三项训练组拒之门外。他不得不等待一年，才得以与布鲁门费尔特一同加入这所学校新开设的另一个铁人三项训练组。这样，才有了后面有关他的传奇故事，而且传奇仍在继续。

这些学校在挪威也引发了一些争议，因为其中大部分学校是私立的，家长需要缴纳学费，这种情况在一个以教育社会化为傲的国度里并不常见。当然，为了吸引最有才华的青少年入学成为学生选手，各个学校的教练和校长也准备了奖学金和其他激励措施。这不可避免地会造成一些年轻人错失入学机会，但这些未能进入私立体育学校的学生仍有机会接受世界上最好的公立教育。然而，对于那些既有天赋又有资源的年轻选手来说，顶级体育学校无疑是他们有望梦想成真的地方。

“你并不会觉得自己是在运动和学业之间做抉择。因为你可以毫无顾虑地投身于运动，而学业则会根据运动时间表来安排，而不是反过来。”西伦·塞勒（Siren Seiler）解释道。她曾在挪威精英体育中学（Norges Toppidrettsgymnas, NTG）接受跑步训练，该校坐落于奥斯陆东北约 80 公里的小镇孔斯温厄尔，这里汇聚了许多这座小城中最杰出的年轻选手。“对我而言，最大的收获是能够接触到来自挪威各地、从事各类运动的选手。周围都是目标相似的孩子，但这样的环境并不会让你只盯着跑步这一项。”

这种培养学生选手的方式与美国的十几所精英篮球学院相似，那些学院提供绝对顶尖的教练和最多的比赛时间，同时也确保提供足够的教育，以使选手达到高中水平。美国佛罗里达州的蒙特沃德学院（Montverde Academy）可能是其中最为人所知的，它培养出了像乔尔·恩比德（Joel Embiid）、R.J. 巴雷特（R. J. Barrett）和本·西蒙斯（Ben Simmons）这样的 NBA 球员。蒙特沃德学院还招收并训练网球和足球领域的精英少年，近年来又为美国培养出了一批顶尖的田径选手。挪威的体育学校则覆盖更多运动项目，挑选那些有潜力成为世界冠军的年轻人入学。虽然有一些像 NTG 这样主要收入来自学费的学校，但大多数学校都能够获得大量的政府资助。在优秀学生选手的成长过程中，这些学校起到了桥梁的作用，使孩子们能够加入国家队并获得全面的资金支持。这与德国或奥地利的情况形成鲜明对比，在那里，年仅十四五岁的青少年就有资格进入国家队并获得资助，而此时离他们在世界级的赛事上亮相还有很长一段时间。与德、奥两国相比，在北欧滑雪项目上处于统治地位的挪威国家队的人员规模非常之小，而且绝大多数国家队选手在 18 岁之前都是自费进行训练，有的甚至持续到 18 岁之后。

然而，这一状况正在转变，挪威及全球的小众运动正逐渐走向职业化。顶级赛道中学（Toppidrettslinjen）曾经培养出了布鲁门费尔特和伊登，他们最早的训练项目是游泳、足球和滑雪。铁人三项项目和随后诞生的挪威铁人三项联合会，其起源颇具偶然性。当年仅 14 岁的布鲁门费尔特参加卑尔根的首届铁人三项比赛时，他的游泳水平还算不错，但没到出类拔萃的地步。那场比赛的参赛者不足百人，多数人的年龄是他的 3 倍以上。尽管他在自行车和跑步方面几乎未做任何准备，却仍在这场短距离的铁人三项赛事中轻松领先数分钟并夺冠。布鲁门费尔特因展现出铁人三项的潜在天赋，被学校招为新开设铁人三项项目的首位学生。同时，学校也告诉伊登，他必须努力提升游泳技能，以待来年再战。

顶级体育学校或许是在挪威实现奥运梦想的最佳路径，但绝非唯一选择。英厄布里格森家族便另辟蹊径，创建了自家的体育学校体系。这一家庭训练体系虽然将挪威公立学校纳入其中，但其核心在于耶特·英厄布里格森（Gjert Ingebritsen）的家庭教育。从耶特的 3 个儿子亨里克、菲利普和雅各布出生起，他便开始针对他们的跑步进行训练，这种训练一直持续到 2023 年。耶特曾坦言，他的 3 个孩子从 8 岁起就已经开始按照职业选手的标准进行训练，而年纪最小的雅各布更是 3 人中最早起步的。雅各布还有一个优势，即他的父亲从他的两位兄长身上汲取了经验，进而在 3 个拥有相似基因的儿子身上完善了自己的挪威训练法。

尽管耶特对其儿子们的具体训练手段显然违反了 1987 年颁布的《儿童体育权利法》12 页中每一页的内容，但不妨碍有些人将他视为挪威训练法的发明者之一。无论是在家庭内部还是外部，竞争都至关重要，他的三个儿子自幼便体验着与 99.9% 的挪威年轻人截然不同的生活。一些事实在 2023 年雅各布及其兄长宣布与父亲决裂时浮出水面，他们声称长期遭受着父亲来自情感和身体上的虐待。

这种情形在挪威极为罕见。与很多国家不同的是，挪威人的常态生活具有极高的幸福度。正因如此，全球的政治家和活动家在探讨如何改善本国生活时，常常以挪威（及其邻国）为榜样，仿佛通过几项立法便能重现斯堪的纳维亚的生活方式。挪威拥有一个世纪相对良好的治理水平和半个世纪的丰富石油资源，而国民人数仅 500 多万。尽管这一背景在地球上的许多地方难以复制，但挪威生活方式的某些特质，例如为儿童提供充裕的体育和户外活动机会，是值得借鉴的。正如过去 3 届夏奥会和 10 届冬奥会所展现的那样，挪威的孩子们在过去 60 年里从世界各国的优秀选手中脱颖而出，取得了令人瞩目的成绩。

THE NORWEGIAN METHOD

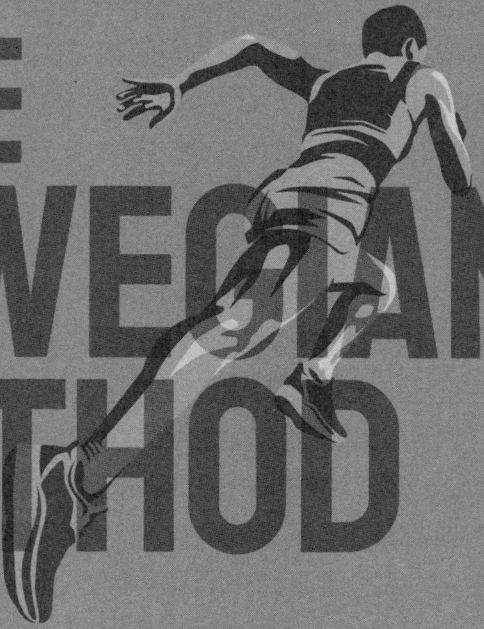

第三部分

范式突破，耐力训练理论的颠覆式创新

20 世纪 90 年代末至 21 世纪初，阿里尔德·特维特恩、马里乌斯·巴肯、奥拉夫·亚历山大·布等人先后将强度控制、双阈值训练、高海拔训练等方法引入长跑和铁人三项训练中，推动了挪威训练法的科学化。

- 重视精准把控乳酸的两个临界点：有氧阈值（LT1）和无氧阈值（LT2）。
- 为不同运动强度区域提供准确划分：消除分区之间的模糊地带。
- 帮选手定位“最佳训练点”：提高个体的乳酸阈值，减少高强度运动时产生的乳酸。
- 首创“高住低训”的耐力训练法：优化训练环境，最大化地提升选手的耐力表现。

THE NORWEGIAN METHOD

05

阿里尔德·特维特恩：铁人三项的革新先锋

在着手伟大事业或激励他人参与之前，周密的计划是必不可少的。

——《狡猾的雷夫史诗》（*THE SAGA OF REF THE SLY*）①

在挪威训练法这部大戏的人物角色中，阿里尔德·特维特恩（Arild Tveiten）的故事看上去最不合理。似乎是在一夜之间，他就从一名成绩平平的铁人三项年龄组选手②进化为诸多世界顶尖铁人三项选手的教练。至少在外界看来，这一转变是惊人的。但对特维特恩而言，这是30年来不断摸索

---

①《狡猾的雷夫史诗》是13世纪冰岛萨迦文学中独具特色的一部作品，以主人公雷夫的机敏与谋略为核心，讲述了他通过智慧而非蛮力在逆境中周旋的故事。“狡猾”暗示了北欧文化对实用智慧的复杂态度：既不同于传统英雄主义，又承认其在生存中的价值。这句引语体现了萨迦文学中反复强调的“谨慎谋划”主题。萨迦常通过此类箴言强调：真正的领袖不仅需要勇气，更需要预见性和周密准备。——编者注

② 耐力型赛事中，除了对比赛成绩进行大排名，还会按照年龄组进行组内排名，使选手互相之间有更合理的水平参照。以提升自己的年龄组排名为训练目标的选手被称为年龄组选手，他们大多已经过了运动巅峰的黄金年龄，因此年龄组选手有时候也是中老年选手的另外一种表述。——译者注

如何同时训练游泳、骑行和跑步的结果。这30年里，他始终聚焦一个主题：强度控制。

与大多数挪威训练法的训练计划设计者一样，特维特恩觉得挪威训练法这个名称多少有点莫名其妙，而且他也是最近才听说这个名字的。在他看来，挪威耐力训练风格的与众不同之处在于，挪威对于耐力选手的生理数据检测水平一直处于领先地位，尤其是针对赛艇选手和北欧滑雪选手。

几十年来，这些检测一直揭示着同一个结论：**培养耐力选手真正有效的办法，是既要增加强度训练的训练量，又要增加轻松训练的训练量，而只有控制强度才能同时实现这两点**。过高的训练强度有可能造成整体训练量的减少，这种风险不值得冒，特别是对于年轻选手而言。

作为屡破纪录的挪威铁人三项双子星的首任教练，特维特恩近乎痴迷地关注到了耐力训练中的某一环节，这看似偶然的发现最终帮助两个年轻人平稳地成长起来。对特维特恩而言，他年轻时的梦想成真了。特维特恩参加人生的第一场铁人三项比赛时只有16岁，地点是家乡克里斯蒂安桑。克里斯蒂安桑坐落在挪威的最南端，是挪威人国内海滩度假的首选之地。每逢夏季，这里的海滩便游人如织，游泳的普及程度远超挪威其他地方。特维特恩作为小城中最好的游泳选手之一，需要在暑假维持状态，以迎接新赛季的到来，他一直在寻找适合的训练项目。

在特维特恩参加的首场铁人三项比赛中，他是最年轻的参赛者，表现亦是可圈可点。尽管他未能像20年后他的弟子那样首战便战胜所有成年选手，但他也获得了充分的满足，对这项新兴运动产生了浓厚兴趣，而不再只把自己拴在游泳上。或许，这正是他与克里斯蒂安·布鲁门费尔特如此投契的缘由。16岁时的特维特恩希望成为高水平的铁人三项选手，但没有人能够引领他踏上精英之路。20年后，轮到布鲁门费尔特拥有这个梦想，而特维特恩则得到了帮助这个年轻人实现梦想的机会。

从业余选手到世界顶尖铁人三项教练

1990 年，特维特恩入选挪威国家青年队，实际上这也算不上是一支队伍，只是一帮偶尔凑到一起、穿着一样的衣服、参加国际赛事的年轻人。特维特恩获得了北欧青年锦标赛的冠军，并在欧洲青年锦标赛上名列第 13 名。对于一个自我训练 2 年的 18 岁少年而言，这无疑是卓越的成就。但这已经是他运动生涯的巅峰了，因为当时的挪威尚未建立起完善的精英培养体系，想要以铁人三项为职业，唯有自己培养自己，而他也只能这样做。

当知道北欧迅速崛起的心率监测品牌 Polar 正在奥斯陆招聘销售代表时，特维特恩果断把握住了这一机会，将自己的科技兴趣点应用到自己的新运动爱好中，并以此为职业，投身于学习所有关于心率训练的知识。特维特恩继续以年龄组选手的身份参赛，仍然进行自我指导，并开始尝试更长的距离，这是铁人三项选手的常见做法。他的表现极为出色，共 18 次完成铁人赛，5 次获得夏威夷铁人世界锦标赛的参赛资格，并创下了 9 小时 26 分的个人纪录。他成为挪威最顶尖的铁人三项选手之一，但是真正使他享誉挪威的并不是成为挪威最好的铁人三项选手，而是成为铁人三项选手们的教练。

2000 年，特维特恩已近 30 岁，他开始在线上和线下指导选手，而且销售代表的工作让他有机会接触到许多对铁人三项训练感兴趣的新选手。因为工作，他还结识了一些斯堪的纳维亚顶尖的耐力选手，他们要么是 Polar 赞助的选手，要么参与到了 Polar 的研究项目中。其中，挪威最优秀的 5 000 米跑选手马里乌斯·巴肯（Marius Bakken）引起了特维特恩的注意，特维特恩非常希望能从巴肯那里学到东西。他们深入探讨了强度控制的重要性以及如何有效利用心率来达到这一目标，但后来成为他们共同痴迷话题的“乳酸”在当时还未被涉及。因为巴肯也还在摸索中，尚未准备好与他人分享这一发现。尽管如此，特维特恩还是了解到巴肯正在进行的测试，并产生了一个念头：一旦各种条件成熟的话，也许还可以加入另一个维度的强度控制。

在接下来的10年里，特维特恩的教练事业蒸蒸日上，使得他能够离开Polar公司，全身心投入挪威及其他地区年龄组选手的培养上。他在训练像自己这样的选手参加铁人三项夏威夷赛和年龄组铁人世锦赛方面成果显著，但他从未有过培养精英青少年人才的念头。主要是因为在挪威，从来没有人这样想过。当他在奥斯陆地区制订训练计划并开设教练培训课程时，他并不知道在挪威的另一端，有几个人正在思索如何指导一位刚在卑尔根击败了所有成年人的年轻的铁人三项选手。

特维特恩接到了罗杰·耶尔斯维克（Roger Gjelsvik）的电话。耶尔斯维克在卑尔根身兼数职，其中一项工作就是为特尔特内斯体育学院（Tertnes Toppidrett）招募选手和教练，这所学校是挪威西南部的顶级体育学校之一。特维特恩在业余选手训练方面的卓越成就使他成为教练这一职位的理想候选人，但青少年培养对他来说是个全新的领域。耶尔斯维克告知他，第一年他只需负责一名选手，而且这位小选手极具潜力。于是，特维特恩决定尝试一年，这对他来说是一个检验自己执教能力的绝佳机会。他即将指导的这名年轻人在12个月的时间内要么显著提升，要么原地踏步，然后特维特恩再决定自己未来的计划。那是2011年，而那位年轻人正是克里斯蒂安·布鲁门费尔特。我曾询问特维特恩他是在哪里学到的青少年训练知识，他向下指了指，回答说："就在这儿。"他的意思很清楚，在此地现学现教。当时他正在奥斯陆的街头驾车，通过视频与我交谈。尽管我曾建议他可以稍后再聊，因为他刚结束室内自行车训练指导以及与另一位教练的会议。在谈及他的思考过程时，他坦言："在开始的第一年，我必须思考我认为的青少年选手发展的正确路径。许多人都建议我参考美国和澳大利亚的模式，因为它们在该领域长期表现出色，但我想或许还有更佳的方法。我感觉我们对铁人三项的了解正在逐步深入，我自己对这项运动的认知也在不断增进，因此，研究其他挪威选手的成功经验或许会更有益处。当然，我们在越野滑雪领域一直表现出色，近期在长跑项目上也取得了显著成就。"

特维特恩开始深入探究挪威训练法的根源，尽管这一术语还要再过几年才会被提出。挪威训练法是在2020年巴肯开始撰写博客时逐渐流行起来的，主要源于他收到了大量关于其跑步生涯中所采用训练方法的咨询邮件。特维特恩深入研究了挪威最杰出的滑雪选手和长跑选手，由于挪威国土面积小，他得以轻松接触到这些选手的众多教练。然而，当他逆向推导这些训练方法时，所有线索最终都指向了同一个人：罗尔夫·萨特达尔（Rolf Sæterdal）。

“若要追溯人们所称的挪威训练法的起源，我认为那就是萨特达尔，”特维特恩说，“许多在越野滑雪和长跑项目中取得初步成功的教练，都学习了萨特达尔在赛艇运动中的实践经验。”值得一提的是，萨特达尔还在20世纪80年代中期首次将高海拔训练引入“奥运巅峰”计划，后文会详细介绍。

特维特恩用了几个月的时间研究了半个世纪以来挪威最成功的冠军选手，得出的结论是：**要培养出世界级的耐力，必须在选手年轻时就开始进行大运动量的训练。为了达到足够的训练量，对训练强度的精确控制至关重要，**尤其是对那些难以自我把控训练节奏的年轻选手而言。

将有天赋的选手置于恰当的训练体系中

在对布鲁门费尔特进行了一年的训练之后，特维特恩发出了一条招募令，寻找希望接受正规铁人三项训练的年轻选手。最终，包括伊登在内的14名选手应征。

特维特恩解释说：“从与布鲁门费尔特（当时他16岁）和伊登（当时他17岁）开始合作的那一年起，我们就引入了尽可能大的训练量，他们的进步也相当显著。训练强度的精确控制是他们持续发展的关键。我相信，我们已经建立了一个可以长期培养选手且可复制的系统。”

在挪威这个人口仅500多万的国家，有14个孩子对一项大多数挪威人并不熟悉的运动产生兴趣，这虽然是一个充满希望的开始，但规模相对来说还是太小了。倘若美国铁人三项协会发出类似的公开征集，可能会有成千上万的孩子渴望抓住这个机会。然后，他们只需从众多报名者中筛选出大约 15 名选手，并最终将其中的一两个人培养为有夺牌潜力的选手。这基本就是美国铁人三项协会在精英选手层面上的选拔和培养方式。

2011 年，挪威的铁人三项精英项目起步时，仅有 15 名选手参与，因此无须进行淘汰，整个体系是从零开始搭建的。历经 10 年的努力，挪威最初的 15 名选手中，有 3 人成功站在了 2021 年东京奥运会的起跑线上，并最终获得了第 1 名、第 8 名和第 11 名的成绩。

与挪威的大多数教练相似，特维特恩迅速否定了运动能力与遗传基因之间的关系。“当然，我们的队伍中确实有一些天赋异禀的选手，但这样的选手世界各地都有。挪威虽小，却懂得如何利用现有资源。我坚信，只要体系正确，你就能或多或少地利用手头资源，取得精英级别的成绩。”

特维特恩认为，这正是挪威能在铁人三项领域持续保持领先地位的原因。他深信，**将有天赋的选手置于恰当的训练体系中，远比单纯寻找天赋异禀的选手来得重要。**布鲁门费尔特和伊登在他们辉煌的奥运首秀后，与奥拉夫・亚历山大・布（Olav Aleksander Bu）携手，专注于比奥运距离更长的铁人三项赛事。而这时，特维特恩意外地迎来了新的机遇，他被委以重任，负责寻找并培养挪威的下一代铁人三项冠军。

特维特恩沿用了他一贯的方法：向挪威其他项目的教练们求教，并探索如何将这些经验简洁有效地融入铁人三项的训练中。目前，他与挪威赛艇联合会之间的合作非常默契，因为他所采纳的训练方法很大程度上源于萨特达尔对赛艇选手的研究。在挪威这样的小国，让顶尖教练在两项不同的运动中分配有限的时间似乎有些不合常规，但现实往往别无选择，且这种跨界的交流对所有运动项目而言都是极为有益的。特维特恩说：“我们的教练圈子很小，大家经常交流、学习，分享各自的经验。我们是一个共同进步的团体，这是我们一贯的运作模式。我非常喜欢我们在挪威的这种工作方式。”

对训练强度的控制尤为重要

无论特维特恩从挪威顶尖的赛艇、跑步、游泳、滑冰、滑雪教练和体育科学家那里学到的东西是什么，他最终的关注点总是保持不变：训练强度的重要性压倒一切。只有在相当长的一段时间内积累足够的训练量，才能培养出世界冠军。特维特恩是参与2024年一项研究的12名挪威教练之一，该研究旨在探究在他们的训练中，低强度与高强度训练各占多少比重。同时，研究人员也深入探讨了低强度的具体界定问题。

该研究对每个耐力项目的训练都依据一个独特的、基于强度的六区系统进行分析，这个六区系统是跑者常用的五区系统和多数挪威冬季选手采纳的七区（或八区）系统之间的一个合理平衡。

研究发现，参与研究的6个运动项目的挪威精英选手至少有80%～90%的训练时间是在一区进行的。具体来说，铁人三项、跑步和自行车选手的训练时间接近90%在一区，而赛艇、滑雪和滑冰选手则接近80%。产生这一现象的一个重要原因是冬季选手增加了交叉训练和增强式训练。特维特恩提供的研究数据涵盖了他与布鲁门费尔特和伊登早期合作的大量工作成果。他们合作初期平均每周训练25小时，其中近一半的时间是在游泳池中度过的。游泳是他们增加训练时长的理想项目，还能在不干扰其他两项训练的情况下适当增加训练强度。剩余的训练时间则相对平均地分配给了骑行和跑步，赛季初期骑行训练时间稍多，随后跑步训练时间逐渐增加。与他们现在的训练量相比，当时的训练时间明显要少得多。每周25小时的训练量，其中一半在游泳池中进行，这在他们一年的训练计划中算是相对轻松的。但要达到成年后能够稳定维持的每周35小时训练量，他们必须从较高的起点开始，这意味着他们需要将大量时间投入一区的上限或二区的下限，换言之，训练强度必须保持在非常低的水平。

对于参与该研究的研究人员和12名教练而言，乳酸是确保低强度训练的关键指标。特维特恩从合作初期就开始将该方法应用于指导他的选手。但他也指出，这并非总是新手的最佳选择。无论是新手还是世界级选手，都应学会聆听身体的信号，并从内心调控训练强度。**更好的自我控制意味着能完成更多的训练量，而训练量的增加几乎总能提升运动表现。**

特维特恩是培养出两位全球顶尖耐力选手的教练，也是21世纪最杰出的奥运项目各国委员会之一的领导者。然而，在他的执教生涯中，他更多的是指导业余选手，而非精英选手。特维特恩强调，他在培养奥运选手过程中积累的经验，同样可以传授给任何普通的耐力选手。特别是在铁人三项领域，他观察到许多人的训练方法有误，主要是因为他们过度提升了轻松训练的强度。

“如果你对待训练非常认真，乳酸确实是学习低强度训练以及聆听身体信号的最佳工具。当然，这种方法既昂贵，又是一种有损检测。对于某些选手来说，如果强制他们使用这种特定工具，可能会导致他们放弃某种训练。其实，仅仅依靠心率监测，你也能完成许多高质量的训练。”

THE NORWEGIAN METHOD

06

核心奥秘：定位“最佳训练点”

勿因才智而自傲，常保理智方为道。

——《哈瓦马尔》（HÁVAMÁL）①

你之前读到或者听到的关于挪威训练法的最简单扼要的概括，或许是这样的：这是一种训练量非常之大，但强度相对较低的训练法，其中的阈值训练部分需要通过乳酸测量来进行控制。这段话用来描述挪威训练法在世纪之交诞生时的样子，还算准确，然而，如同所有的优秀训练方法，它自问世以来便不断进化。

在近年的几个奥运周期中，备受瞩目的元素当数双阈值训练日的运用，即在同一天内进行两轮乳酸调控下的阈值训练。这不仅是理论上的构想，更

① 《哈瓦马尔》是古北欧诗歌集《老埃达》的核心篇章，相传为奥丁神传授的智慧箴言集。这段引文体现了北欧维京文化独特的“实用智慧观”：强调理性克制而非智力优越。——编者注

已付诸实践。一些严格遵循挪威训练法的顶尖选手对阈值训练的理解颇为深广。他们中有些人对自身运动与疲劳状态的感知已至炉火纯青之境，以至于在多数情况下无须依赖仪器。

双阈值训练日背后的逻辑在于，通过在同一天内集中进行两次高强度训练，而非将其分散至一周，可以在一天之内实现有氧收益和恢复效果的双重最大化。这与许多传统耐力训练的理念有所不同，传统理念强调在高强度训练后必须进行轻松训练。在跑步领域，这一点尤为突出，因为跑步时重力带来的身体负荷更为显著，高强度训练与轻松训练交替进行作为一个原则，已经指导了教练和跑步选手长达一个多世纪。然而，诞生于挪威耐力项目，且目前已经传播到世界各地的双阈值训练日之所以能帮助选手从中获益，可能是因为它采用了一种更明智的方式，即重新安排高强度训练和轻松训练的时间，从而实现了最大化的训练刺激与身体适应。

我们应该避免一种误解，那就是认为挪威训练法比传统训练法更轻松。无论是两次跑步、骑行、游泳、滑雪，还是选手能想到的其他任何组合，一天内进行两次高强度训练都意味着要承受相当大的痛苦，尤其是第二次训练是在身体已经疲惫的状态下进行。然而，如果执行得当（即保持适当的强度控制），那么选手在下肢疲惫或者上肢疲惫，甚至上下肢都疲惫的状态下进行阈值训练，可能会产生比单次高强度训练更强烈的身体反应。而且，由于高强度训练日之间的休息日增加，这种身体反应所造成的运动能力的提升效应也会被进一步放大。

乳酸临界点的精准把控

最纯粹的挪威训练法的核心是便携式血乳酸测量仪，这种曾经只有奥运选手才使用的稀有设备，现在花不到 200 美元就能从网上轻松买到。乳酸测量的目的是避免选手在单次训练中过分用力，导致体能消耗过大，从而需要在之后的一天甚至几天内才能恢复。挪威训练法的一个细节是，在其最纯粹的形式中，为了更好地控制训练强度，双阈值训练日的训练计划通常以间歇的形式完成，这样单组的强度甚至会更大，而且在组间休息时还可以进行乳酸测量。

在耐力运动的相关文献中，如何定义“阈值”一直存在争议，且这种争议将会一直持续下去。而且，无论阈值是以乳酸、心率、自我感知的疲劳度还是其他指标为标记，每位选手的阈值都各不相同。

为了简化及保持一致性，本书主要关注两个乳酸阈值（lactate threshold，LT），我们称之为 LT1 和 LT2。这两个阈值因人而异，而且差异性极大，但一般来说，LT1 通常被称为有氧阈值，基本上对应的是乳酸在血液中开始明显增加时的强度，而 LT2 通常被称为无氧阈值，对应的则是乳酸浓度呈指数级上升时的强度，此时身体需要强制性地降低强度。

乳酸并不是导致强度下降的真正原因，但是当运动强度从“大”变成“巨大”时，乳酸仍然是最准确的衡量指标。有过爆发力项目训练经验的人可能会更加熟悉 LT2 这一概念。举重选手和力量项目选手对 LT2 非常熟悉，并且他们在日常训练中时常超越这一阈值。而耐力选手，尤其是严格遵循挪威训练法的选手，只有在模拟赛事的训练中才会达到此阈值。

如果说在耐力的世界中，还有哪个概念比“阈值”更缺乏共识的话，那一定就是“区”了。教练们对区的数量意见不一，有三区、五区之分，甚至有教练完全摒弃了区的概念。挪威训练法的“先祖”们采用的是三区系统，即轻松（一区）、中等强度（二区）和高强度（三区），并主要通过乳酸来确定并监控这些区（见图 6-1）。这并不意味着不能使用心率数据执行挪威训练法，因为在金字塔模型和极化模型中，心率一直是一个传统的监测手段。

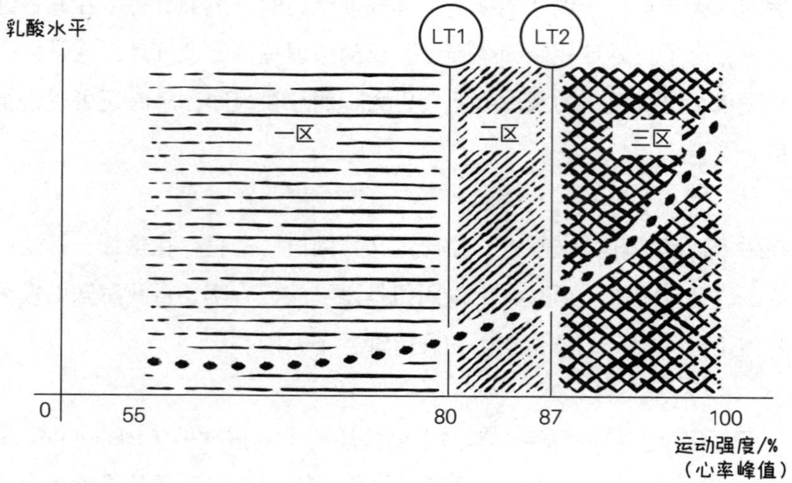

图 6-1 运动强度的三区系统

注：挪威训练法依赖于生理指标 LT1 和 LT2，这两个指标由选手血液中的乳酸浓度决定。

让我们简单区分一下这三种训练模型（见图 6-2）。

- 金字塔模型：通常将大约 75% 的训练安排在一区，20% 在二区，剩余的 5% 左右则位于三区。
- 极化模型：通常将大约 80% 的训练安排在一区，5% ～ 10% 在二区，而剩下的 10% ～ 15% 则分布在三区。
- 挪威训练法模型：通常将大约 70% 的训练安排在一区，接近 30% 在二区，仅有 1% ～ 2% 的训练位于三区。

三区系统有效而清晰地定义了中间区域，进入该区域或者离开该区域都是通过乳酸测试进行控制的（本书第 15 章将详述）。从这个意义上说，三区分类非常适合挪威训练法模型，对于大多数马拉松或铁人三项等长距离项目的训练者而言，无论他们是业余选手还是精英选手，都极为有效。

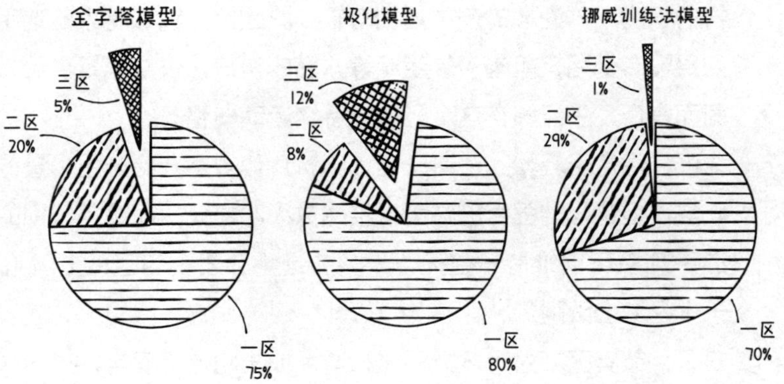

图 6-2　不同训练模型的简单描述

注：虽然金字塔模型、极化模型和挪威训练法模型都包含大量的轻松（一区）训练，但挪威训练法在超过 LT2 强度的训练中投入的时间相对更少。

五区系统的生理学奥秘

任何一名为备战各种长度的耐力比赛而进行过训练的人都知道，无论是轻松训练还是强度训练，其中都还包含更加细分的级别。简单地在三区系统中将它们归类到一区或三区可能并不恰当，这正是五区系统在全球范围内广受欢迎的原因，而尤其喜欢五区系统的是那些距离相对较短而速度又相对较快的项目的选手。值得一提的是，挪威奥林匹克委员会和挪威“奥运巅峰”计划官方实际采用的是八区系统，但这两家机构使用的两种模型在很大程度上都是针对赛艇运动设计的，并旨在涵盖从冰壶到力量举重等所有运动项目。如果你所从事的运动不是那种比赛用时短短几分钟就能结束的项目，比如举重等，那么六区、七区和八区与你无关。

我们不妨深入了解一下五区系统是如何界定运动强度的（见图 6-3），它对三区系统中的一区和三区进行了更细致的划分。

- 一区：非常轻松。这一区域的训练常被视作恢复性训练，在这样的强度下，乳酸的产生量相对较少。因此，训练有素的选手如果没有骨骼、肌肉、软组织等方面的伤病，仅从能量供给方面而言，几乎能够在这个区域内持续运动一整天。

- 二区：稳定且轻松。在这一区域内，身体虽然开始产生少量的乳酸，但这样的强度仍然可以维持数小时之久，而精英级别的选手几乎可以维持一整天，大多数选手会发现自己的 LT1 位于本区域上限附近。
- 三区：节奏区。对大多数马拉松选手或长跑选手而言，这一区域的运动强度尚未达到他们的比赛配速。进入这一区域后，选手的心率和乳酸水平上升，选手通常能在这种强度下坚持数小时。
- 四区：阈值区。LT2 位于这个区间内的某个位置——即运动强度必须在 20 ～ 40 分钟后降低的那个点。虽然 LT2 有时候会被定位在该区间的上限附近，但因人而异，实际情况可能更接近第四区的中部。图 6-3 把 LT2 标在三四区之间，是希望强调，阈值训练应在 LT2 点上或者在其之下进行。
- 五区：最大摄氧量（VO_2max）区。速度训练和冲刺训练在这一区域中。对多数选手而言，这种高强度的运动只能维持不到 2 分钟。

尽管有人批评挪威训练法，认为乳酸测试使原本可以通过心率等指标简单控制的过程变得复杂，但测量乳酸浓度能更准确地划分不同运动强度区域，消除了分区之间的模糊地带。

这并不意味着你要这么做。特别是对新手跑者而言，这五个区域是学习训练强度的良好起点，但关键在于如何明智地运用这些区域。2021 年的一项研究显示，业余铁人三项选手在训练过程中，往往会进入所谓的“灰色地带”，这通常被认为是五区系统中三区的开始阶段，这部分训练在他们的总训练量中占比较大。尽管这并不妨碍他们完成奥运会距离的铁人三项比赛，但如果选手的目标是长期提高成绩，花过多时间在“灰色地带”可能会限制选手的训练量和强度。

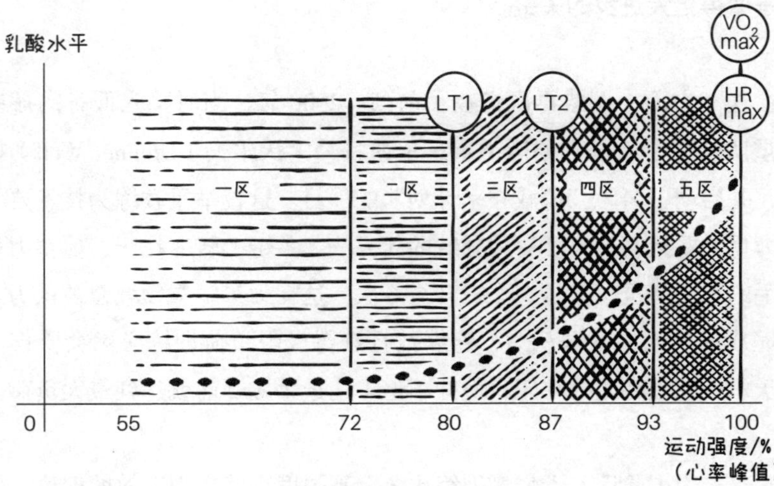

图 6-3 运动强度的五区系统

注：耐力运动更常使用五区系统。该模型按照生理指标 LT1 和 LT2 进行分区，但低强度（一区和二区）和高强度（四区和五区）区域的训练会被进一步细分。

帮选手定位“最佳训练点”

这并不是说那些爱好耐力运动的业余选手，甚至那些身材精瘦的老手是愚蠢的。只是高强度的训练会让人感觉很好，它会让选手觉得在训练中完成了一件了不起的事情，而适度高强度训练带来的内啡肽会让人忍不住想要挑战更高的强度。没有人选择耐力运动是冲着轻松去的，而最初推动他们开始运动的那种挑战自我的动力，也会延续到每一次训练当中。

当然，这种体验并不局限于耐力运动。多年来，健身爱好者和力量举重选手都秉持着“有付出才有收获”的信念。许多业余举重爱好者甚至认为，如果健身后的几天没有肌肉酸痛的感觉，那就说明训练强度还不够。然而，**即使是像力量举重这种追求极限爆发（其目标是在最大强度下完成单次举重）的运动也逐渐意识到，一味追求全力以赴可能得不偿失，而提高训练频率才是取得更大进步的关键。**

在这一方面，挪威再次走在了前列。2000 年，当时陷入低谷的挪威力量举重队聘请了前联邦德国举重选手迪特马·沃尔夫（Dietmer Wolf）担任教练，并启动了名为“挪威频率计划”的项目。这位举重教练为技术要求更高的力量举重运动带来了一种独特的新方法。关键的转变在于，他将力量举重选手的每周举重次数从 3 次提升至 6 次，这在力量举重领域曾被认为是不可能完成的。人们普遍认为，连续数日进行极限负荷训练必然会受伤。然而，沃尔夫的独特之处在于，他并不追求让选手在赛前就达到最大负荷。

沃尔夫为了验证 6 天轻量训练比 3 天高强度训练更为有效的理论，他成功地说服挪威体育科学学院开展了一项研究，并将他训练的选手分为两组。其中一组继续沿用每周 3 次达到或接近最大负荷的训练方式，持续 15 周；另一组则以最大负荷的 72% ～ 74%（该数字并非精确设定，目标大约是最大负荷的四分之三）进行每周 6 次的举重训练，持续 15 周。15 周之后，采用每周 6 天训练法的 8 名力量举重选手在最大硬拉、深蹲和卧推方面的平均成绩提升了近 10%，而采用传统每周 3 天训练法的选手仅提升了 5%。值得注意的是，平均增长幅度的显著提升主要来自深蹲和卧推成绩，两组选手的硬拉成绩相差无几。一位德国教练运用挪威体育科学进行研究，发现许多选手的力量训练并未达到最佳训练点，这阻碍了他们实现训练效果最大化。

挪威训练法的奥秘或许就在于它能帮助选手找到这个最佳训练点。在这个训练点上，艰苦的训练能带来有氧能力的提升，且对未来训练的负面影响极小。这样的方法并非挪威独有，但乳酸测试就像精确制导的武器，能有效定位最佳训练点。长期甚至连续多年遵循这一方法训练，可以提高个体的乳酸阈值。这意味着随着时间的推移和训练的持续，个体在高强度运动时产生的乳酸会减少，从而在比赛时能有更好的表现。

对某些选手而言，这个最佳训练点可能位于三区系统的二区中部，或是在五区系统的三区与四区之间的过渡区域。这种差异性解释了为何挪威训练法的忠实拥趸会放弃传统的分区方式，转而依赖乳酸测量仪来确保训练的科学性和有效性。

我在 19 岁那年报名参加了人生的第一场铁人三项赛。我为这场比赛做的第一件事就是搜寻尽可能多的铁人三项训练书籍。当时我发现，几乎所有的资料都出自马克·艾伦（Mark Allen）之手，要么就是大量引用了他的训练经验和见解。艾伦 6 次问鼎铁人世锦赛冠军，他是首位真正领悟铁人三项运动精髓的人。于我们而言，幸运的是，在过去的 30 年里，艾伦将大量时间投入写作之中。他在职业生涯后期，即 20 世纪 90 年代初的马拉松成绩一直是铁人世锦赛的纪录，直到近 30 年之后，这一纪录才被挪威选手打破。

总体来看，艾伦与当今的铁人三项冠军们（无论是挪威选手还是其他国家的选手）的训练方法并无太大差异。他常常安排双阈值训练日，但并没有为此冠以一个花哨的名字。不过，他并没有如今选手们所使用的那些先进的测量工具和设备，即便有，他也可能不会频繁使用。在职业生涯的早期，艾伦就以每次训练都竭尽全力而闻名，这一理念源于他作为游泳选手的成长经历（他甚至到了 25 岁才真正开始跑步）。“更多训练，越快越好”的模式确实培育出了众多世界级游泳健将，但在跑步领域并非总是奏效。因为在跑步时，全力以赴所带来的力学负担会呈指数级增加。

蒂姆·诺克斯（Tim Noakes）博士在其著作《跑步的奥秘》（*The Lore of Running*）中引用了艾伦的观点：“‘更多训练，越快越好’，实际上只对天赋卓越的人有效，因为他们的基因能够超越疯狂的训练方式，最终引领他们走向辉煌。”这是艾伦在铁人三项生涯的后期才领悟到的，那时他遇到了传奇跑步教练菲尔·马费通（Phil Maffetone），马费通建议他至少在一年中的某些时段放慢训练配速。艾伦在训练结束时拼尽全力的动因更多是心理层面的需求而非生理层面，他在这些极限挑战中寻找精神上的启迪，并常通过与萨满一起修行和汗蒸来提升自己的痛苦耐受力，或者是其他心理层面的耐受力。艾伦的训练方式在此变得极富艺术性，甚至带有宗教般的虔诚，而非单纯的科学研究。

无论艾伦在训练和比赛中的每一次深度尝试的结果如何，都为后来的选手和教练们留下了有价值的路线图，这其中既包括我指导自己以 12 小时 12 分完成首次铁人三项比赛，也包括奥拉夫·亚历山大·布教练指导的克里斯蒂安·布鲁门费尔特以比我快近 5 小时创造了铁人三项史上最快成绩。艾伦在 1989 年的显著进步，源于他与马费通的偶遇。马费通建议艾伦减少高强度训练，增加轻松训练，这一策略使艾伦在铁人三项马拉松的后半程中脱颖而出，最终在 1989 年赢得了他铁人世锦赛五连冠中的第一个冠军（他的职业生涯一共得到了 6 个冠军）。**在铁人三项这样的长距离比赛中，“更多训练，越快越好”并非上策，而“更多训练，更多自控”才是让艾伦在这项新兴赛事中登顶的关键。**

掌控力才是核心

许多在各自领域达到顶峰的精英选手都会强调，他们的成功源于比常人更努力。一些天赋异禀的选手甚至声称，他们通过努力弥补了天赋的不足，超越了那些天赋更高的人。尽管在某些情况下这可能是真的，但任何运动的顶尖选手往往都是那些拥有一定基因优势的人。

职业选手常面临自我控制的难题。某些训练方法或许适合年轻、经验不足的选手，或是如游泳这类受伤风险相对较低的运动。不少杰出的游泳选手能连续数日进行多次高强度训练。然而，在跑步和铁人三项等这种会因重力而变得更加复杂的运动中，比如在硬质地面上奔跑会对身体造成冲击，对于满腔热情的选手而言，学会自我约束至关重要。这通常需要一位出色的教练或一些实用的工具来以令人信服的方式传授这一经验。在跑步和铁人三项的历史上，有不少杰出选手因过度训练和受伤而导致职业生涯受限或过早结束。通常，那些经常将自己逼到极限，而非在必要时刻才这样做的选手，最终会被淘汰。

但这并不意味着挪威训练法比那些在训练中加入了更多比赛强度的方法更为轻松。关于这种方法最大的误解之一是，由于训练过程通常更有条理，艰苦的训练似乎就变得不那么艰难了（见图 6-4）。然而，事实并非如此。挪威的顶尖选手会在社交媒体上分享他们的训练日常，显然，在临近比赛的时候，那些日子依旧非常艰辛。

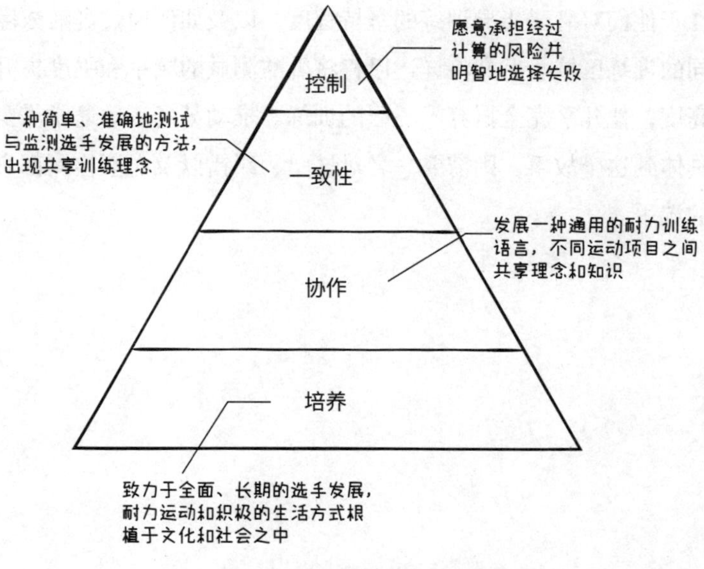

图 6-4 对挪威训练法的不同看法

注：斯蒂芬·塞勒（Stephen Seiler）博士认为，挪威在耐力运动中的卓越成就归功于一项综合了生物、心理和社会因素的计划。

另一种对挪威训练法的普遍误解是，认为夏季项目的选手开始模仿北欧滑雪选手的训练方式后，就能轻而易举地打破世界纪录。这两种运动训练的一个主要共同点是大量的低强度训练。精英北欧滑雪选手的核心训练方法可概括为极化训练，即高、低强度训练交替进行。虽然这种模式并非起源于挪威，但它最早是由一位移民至挪威的学者提出的。在选择定居挪威之后，斯蒂芬·塞勒博士一直致力于研究耐力选手，他的多项研究为后人理解极化训练奠定了基石。在他看来，所谓的挪威训练法其实只是对旧有训练模式的重新命名。他经常将现在大家认为的挪威训练法称为“挪威训练法 2.0”，他的意思是，最早的极化训练法是原始版本，而 2.0 版本加入了更多的辅助工具和测试手段。这是个恰当的描述，未来的训练方法可能会持续进化，还会发展到 3.0 甚至 4.0 版本。

塞勒博士的极化模型概念与马里乌斯·巴肯提出的挪威训练法之间的核心差异在于他们对乳酸指导训练的坚持程度，以及如何通过乳酸浓度来划定三个不同的训练区域。后文将详述巴肯将乳酸测试的频率和强度提升到了一个新的高度，他几乎完全摒弃了三区的训练。推动某场运动通常需要一名虔诚者，具体到这个故事，则需要一名对试验、纠错以及血液检测都有着惊人忍耐力的选手。

07

马里乌斯·巴肯：挪威训练法的“教父”

积少成多，远比好高骛远却一败涂地更有价值。

——《瓦特斯达拉史诗》(*VATNSDÆLA SAGA*)[①]

数十年前，早在挪威成为耐力运动领域的佼佼者之前，北欧的体育科学便已领先一步。那时的挪威滑雪、赛艇和跑步教练们所推动的研究，已经超越了大多数国家。若你问马里乌斯·巴肯，多年前是谁启动了挪威的这列体育火车，他会毫不犹豫地告诉你是利夫·奥拉夫·阿尔内斯（Leif Olav Alnes），且阿尔内斯至今仍然是火车司机中的一员。阿尔内斯在耐力训练的史册中鲜少被提及，因为他是世界上顶尖的短跑教练之一，目前正在指导

① 《瓦特斯达拉史诗》记载了10世纪挪威移民在冰岛东部的拓荒史。该作以现实主义笔法著称，较少涉及超自然元素，集中展现维京时代殖民者的生存智慧。这句箴言折射出北欧拓荒文明的深层价值观：务实渐进、风险规避、持续繁荣比瞬间辉煌更重要。现代挪威语“småting tar tid”（小事需要时间）仍延续这一哲学。——编者注

挪威 400 米栏金牌得主卡斯滕·沃霍尔姆（Karsten Warholm）。**耐力跑和冲刺跑，这两者的功能就像油和醋一样各司其职，只有强行搅拌才会融合在一起。但在挪威，这种交融方式最终竟让两个领域都受益匪浅。**

乳酸测试的初步探索

挪威的选手们在 20 世纪 90 年代末开始尝试乳酸测试，当时正值 2000 年悉尼奥运会备战之际。那时候挪威乃至整个斯堪的纳维亚半岛的长跑选手们都在采用各式各样的训练方法，如广受欢迎的利迪亚德（Lydiard）训练法和马丁－科（Martin-Coe）训练法。这些方法在训练周期的不同阶段以及每次训练的不同环节，都明确规定了相应的训练强度。当时，无论是在挪威还是在其他地方，许多顶尖跑者都会在训练过程中将各种不同的强度都练一遍。

当挪威体育科学学院与挪威奥林匹克委员会携手，在实验室环境下对夏奥会和冬奥会的选手们进行血乳酸水平测试时，其初衷并非开创新的训练模式，而是为了收集更多数据以形成对比。他们想要知道，相较于每次高强度训练都力求接近甚至超越比赛配速，控制训练强度的训练法是否更为有效。

然而，该项目未能持续推进，主要是因为当时的主流观念认为，训练中必须频繁达到比赛配速，否则在比赛日就无法维持这种状态，难以发挥这一能力。这一观点受到英国教练彼得·科（Peter Coe）的推崇，他曾指导过多位世界顶尖长跑选手，包括其子塞巴斯蒂安·科（Sebastian Coe）。塞巴斯蒂安在 1980 年莫斯科奥运会和 1984 年洛杉矶奥运会上连续夺得 1 500 米金牌，这使其父彼得声名大噪，一跃成为全球知名教练。在彼得曾经指导过的选手中，有一位挪威田径明星马里乌斯·巴肯，他在日后被大多数人认为是挪威训练法的祖父级人物，虽然他本人至今都还没到当祖父的年纪。

巴肯是20世纪90年代末开始尝试乳酸阈值控制训练的挪威跑者之一。与其他参与挪威体育科学学院研究的选手不同，他对此始终保持着浓厚兴趣。作为实验的主导者，他最能深切体会到训练得到恰当控制时带来的显著成效。巴肯深知，只需几年的刻苦训练及数千次的耳血和指血采集，便能揭示“合理控制”的真正含义。他和一小群坚持乳酸阈值训练的挪威跑者共同坚信，无氧阈值是所有长跑选手的主要限制因素。对于短距离，如跑一两圈，提升最高速度更为重要；然而，**对于更长的距离，选手在无氧阈值下持续奔跑的能力（或提高该阈值下的速度）远比短时间内达到远超此阈值的速度更为关键。**

世界级教练的崛起

在挪威最杰出的长跑新星巴肯邂逅自己“真命天子”般的教练之前，为了成为首位闯入奥运会中长跑决赛的挪威人，他离开挪威，开启了训练之旅。通过挪威与美国的学生交流项目，巴肯申请前往美国完成高中最后一年的学业。一位招生官注意到巴肯在申请中提及自己是一名出色的跑者，巴肯因此获得了在1995—1996学年前往伊利诺伊州约克高中完成高中最后一年学业的机会，并师从乔·牛顿（Joe Newton）。执教长达60年的牛顿绝对是一名传奇教练，他一共带领约克高中赢得了29个州冠军，并刷新了多项全国纪录，他本人于2017年辞世。巴肯在自己的博客文章中对牛顿教练表达了深深的感激，他感谢教练教会了他努力工作的真谛，并在他加入约克后点燃了他对跑步的热爱。他写道：“训练过程异常艰辛，这可能是我经历过的最具挑战性的一年，但它为我指明了前行的道路。在约克，我体验到了与肯尼亚风格极为接近的训练方式，这都归功于牛顿教练的坚持与热情，这段经历为我日后的跑步生涯奠定了坚实的基础。”

随后的几年，这位年轻跑者的生活颇为动荡。他辗转多地，更换了多位教练，学习了各种耐力跑的方法。然而，这些经历并未让他的场地赛成绩有所提升，反而朝着错误的方向发展。在从伊利诺伊州回到挪威后，通过牛顿教练的引荐，他得到了彼得·科为期一年的远程训练指导。要知道，在1997年，彼得是中距离跑领域最炙手可热的教练，能有机会接受他的指导，对任何人来说都是难以拒绝的诱惑。彼得向巴肯传授了训练周期安排的知识，并让他体验了高强度训练的艰苦。彼得坚信，提升速度的唯一途径就是进行更快的训练，因此他经常安排比比赛配速更快的间歇训练。但是，巴肯逐渐意识到，这种方法并不总是适合他。

在跟随彼得训练了一年后，巴肯有幸被萨姆·贝尔（Sam Bell）招募到了印第安纳大学。贝尔那时刚刚指导鲍勃·肯尼迪（Bob Kennedy）成为首位5 000米突破13分钟大关的美国选手。巴肯再次感到自己很幸运，因为他遇到了一位美国顶尖教练。肯尼迪12分58秒的成绩与巴肯为自己设定的目标相去不远，而现在他有了一位曾经指导实现这一目标的人作为教练。

贝尔和肯尼迪的训练计划相当传统，即每周安排两次接近比赛强度的高强度训练，一次长距离训练，以及3～4天的中等强度或恢复性训练。巴肯知道自己并没有肯尼迪那样的天赋，因此完全照搬他们的方法可能无法帮助他缩小与顶尖选手的差距。于是，在1998年回到挪威后，他开始思考自己能在哪些方面做得更好。巴肯得出的结论是：增加训练量。

巴肯在一个又一个世界级教练处停留、辗转，他当时还没有意识到，其实他已经积累了大量的知识，并且这些知识即将发挥作用。但他在印第安纳州的训练并未得到回报，贝尔教练用在他人身上相当成功的训练方法，在巴肯身上却未能奏效。巴肯的进步一度停滞，甚至在1 500米项目上还出现了退步。他发现，与之前在约克的训练相比，贝尔教练的训练量相对较低。在美国中西部度过了两年时光后，他在20岁时回到挪威，准备加大训练量并尝试些新的东西。

巴肯在训练的每个环节都采取了试错策略，包括选择教练。他知道自己早晚要走上自我训练的道路，他需要辨别哪些方法对他有效，哪些方法应该摒弃。回到挪威时，距离2000年悉尼奥运会还有一年多的时间，巴肯向挪威传奇长跑选手佩尔·哈利（Per Halle）求助，邀请他担任自己的教练，但不是那种传统意义上的教练。哈利曾经在1972年慕尼黑奥运会上以13分34秒的成绩获得5 000米项目的第7名，巴肯希望哈利能复制他当年的训练计划，原封不动地指导自己。两年后，巴肯刷新了个人最佳纪录，跑出了13分27秒的成绩。

然而，巴肯的个人目标远不止13分27秒，他知道自己有一件哈利教练所没有的新工具。哈利是北欧地区首批周跑量超160公里的选手之一，为了适应这种大训练量，他大幅下调了自己的训练强度。哈利的竞技生涯在1972年达到巅峰，那时还没有无线心率监测仪这种高科技设备，因此他只能凭感觉来调整训练强度。巴肯根据过去三年与三位教练的合作经验，深知增加训练量对自己的成绩提升更为有利，而非减少训练量。他明白自己需要大量的“轻松”训练，只是需要找到适合的训练难度和强度。

在巴肯连续两年周跑量未超过100公里后，他在哈利的指导下，第一周就跑了180公里，这一跑量在1999年赛季中基本保持稳定，除了偶尔受到生活琐事或伤病的影响。巴肯对乳酸测试产生了浓厚的兴趣，开始致力于研究如何在保持训练量的同时提升身体对阈值训练的耐受力。也就是那一年，他奠定了挪威训练法的基础，当然，这也借鉴了一些顶尖非挪威教练的宝贵经验、30年前的训练计划，以及借助先进的血液测试仪进行了现代化改造。这一切让他的训练热情达到了前所未有的高度。

巴肯在接下来的几个赛季跑出了对于每个跑者来说都梦寐以求的成绩，每次重要比赛的成绩都能提升几秒。他不仅提高了训练量，还尝试参加了更长距离的比赛，几乎每次参加5 000米或10 000米的比赛，他都能刷新自己的个人纪录。2000年在罗马的一次比赛中，21岁的巴肯将芬兰传奇跑者拉塞·维伦（Lasse Virén）保持了24年之久的13分16秒的北欧5 000米纪录缩短了 5 秒。他凭借这一成绩得到了首次参加奥运会的资格，尽管最终未能从小组赛中晋级，只取得了第 25 名的成绩。

尽管如此，这也足以证明巴肯的训练方法是有效的。那段时间，他在整个赛季过程中跟定一位教练，学习自己能学到的所有东西，保留有效的内容，抛弃无效的内容，形成自己的训练方法后，再继续找下一位教练。这并不是说巴肯职业生涯的各种进步都源于与教练们功利性的交往，而在于他的做法与人们想象中的教练和选手的关系大相径庭，他前往拜访各种顾问，在他们面前展示自己非传统的训练方法，而这些顾问则乐于为一个渴望进步且有才华的选手提供反馈或建议。

北欧跑者的非洲试炼

巴肯不仅想从教练那里学习，还想从对手那里学习。2000 年悉尼奥运会上跑在他前面的 24 名选手中，有 12 名来自非洲，而且前 6 名都是非洲选手。从那时开始直到现在，世界上大多数顶尖的长跑选手都在东非或摩洛哥的高海拔地区生活和训练。巴肯深知，仅仅在偶尔的比赛中与他们较量，能学到的东西有限。在临时教练弗兰克·埃弗森（Frank Evertsen）的建议下，他在 2001 年赛季期间三次前往肯尼亚进行训练，并在夏天又在瑞士的高海拔地区进行了第四次训练。在那个赛季，他刷新了挪威 5 000 米的纪录，并在加拿大世界锦标赛上获得了第 9 名的好成绩。

巴肯不断完善的挪威训练法正变得越来越“肯尼亚化”，这远不只是海拔适应的问题，更关乎生活方式与成长环境的内在重塑。这位在资源丰饶国度成长的年轻人，渴望探寻肯尼亚在培育年轻跑步选手方面的独到之处。为了揭开这一谜底，他寻访到了被誉为“肯尼亚跑步教父”的一位爱尔兰传教士。这位传教士在 1976 年踏上肯尼亚的土地时，没有任何跑步或教练背景。有很多耐力教练虽然自己没有耐力训练背景，最终却能成为伟大的教练，科尔姆·奥康奈尔（Colm O'Connell）就是他们之中第一位在最高级别的赛事中取得辉煌成就的教练。1976 年，奥康奈尔抵达肯尼亚大裂谷地区的伊藤小镇，原计划仅停留 3 个月，以教授地理和传教为使命。然而，自那时起，他便扎根于此，助力众多长跑健将登上巅峰。奥康奈尔主要与世界闻名的圣帕特里克高中合作，自他加入该学校后，共培养出了 25 位世界冠军和 4 位奥运金牌得主。

巴肯意图探寻这所学校的成功秘诀，却又觉得其中可能并无特别的秘密。他认为肯尼亚人的成功或许仅仅是因为他们接受了远超常人想象的训练量。在圣帕特里克，每周的训练计划包括 13 次跑步，还有力量训练、拉伸及技巧练习。这样的训练安排并未让巴肯感到意外，他深知，肯尼亚人的真正优势在于他们从小就在高海拔地区进行跑步训练，这样的条件是世界上独一无二的。令他吃惊的是，他发现每个人都在密集地进行速度训练，而那些顶尖的 800 米选手的训练安排与 5 000 米甚至更长距离的选手的训练安排有着惊人的相似之处。在他所观察到的每周 13 次跑步训练中，只有 2 次被他标记为“轻松”，还有 2 次是所谓的最大摄氧量训练，也就是极其艰苦的训练，而其余 9 次都接近无氧阈值。

巴肯显然无法回到 14 岁重新开始训练，即便他有机会这么做，他也深知肯尼亚那种训练年轻选手的方式对他，或者对任何一个不是在东非长大的人来说，都是行不通的。正如他在 2000 年首次肯尼亚之行后在博客（他很早就开始使用博客，就像他很早就开始关注乳酸一样）上所写的那样：“试想一下，让一个 14 岁的挪威或美国孩子去执行这样的训练计划，在海拔 2 500 米的地方！”

这一情况远远超出了巴肯之前对年轻选手所能承受的训练量的认知，而且这些选手还能在高海拔环境中适应这样的训练，这一点是挪威体育科学刚刚开始重视的问题。然而，最初的几次肯尼亚之行使他意识到自己需要更多的阈值训练，同时还得保持每周 180 公里的训练量。这促使他开始找寻一位新的教练和导师，最好是一位在速度训练方面比长距离训练更有经验的教练。

双阈值训练理念的萌芽与成型

巴肯曾经见识过阿尔内斯在2000年悉尼奥运会前夕训练挪威最顶尖的短跑选手，他也曾观察到奥康奈尔在训练年轻选手时如何将短跑训练元素巧妙地融入耐力训练中，因此巴肯比以往任何时候都更加坚信，短跑选手在某些方面的训练方法更为出色。阿尔内斯单日的短跑训练时间长达6～8小时，而且几乎都是在高强度下进行的，但一天之中的每次训练课之间会安排长时间的休息，巴肯对这一安排极为感兴趣。他注意到，这8小时的训练会被分配到4节单独的训练课中。这时，双阈值训练的理念开始在他脑海中萌芽，他需要与自己的新导师阿尔内斯合作，对此进行微调。

巴肯与阿尔内斯在训练中共同营造了一个互相学习的环境，长跑选手与短跑教练相互切磋、共同进步。在经历了几个赛季的沉寂之后，二人为备战2004年雅典奥运会开始了紧密的合作。这并不意味着阿尔内斯彻底否定了巴肯所建立的系统，他只是探寻到了一种提升整体负荷的方法，而这正是他认为限制100米短跑选手和马拉松选手的关键因素。具体对巴肯个人而言，阿尔内斯认为要提升负荷，就必须对巴肯的肌肉系统进行改造。**在骨骼和神经系统能够承受速度训练的压力之前，增强力量是至关重要的。**因此，巴肯开始了他真正意义上的力量训练，而不再只是做些简单的练习。阿尔内斯并没有建议他去健身房和100米短跑选手一起进行举重训练，而是在训练中为他引入了降落伞和弹力带，针对跑步进行特定性训练。2003年，巴肯跑出了个人的5 000米最好成绩13分06秒，第二次获得了奥运会参赛资格。

奥运会中长跑项目的比赛通常节奏缓慢，这更多的是考验选手们的战术，而这不是巴肯所擅长的，他再一次以平平的表现结束了奥运之旅。巴肯的目标始终是从身体上竭尽所能，从策略上寻找最智慧的方式持续提升自己，尽管在最大舞台上的两次表现并不出彩，但在结束职业生涯的时候，他依然深感满足。退役之际，他确信自己已经挖掘出身体的全部潜能，他创造的 13 分 06 秒的 5 000 米挪威纪录已接近他自己认定的身体极限。直到挪威天才雅各布·英厄布里格森横空出世，才在 2021 年将这一纪录提高至 12 分 48 秒，并开始持续地刷新 5 000 米世界纪录。

随后的几年里，巴肯逐渐转型为教练。他组建了一个小型训练团队，在北半球的冬天前往南非继续工作。在那里，他邂逅了埃里克·图古德（Eric Toogood）教练。图古德是英厄布里格森三兄弟中大哥亨里克的主管教练，直到三兄弟由父亲接手执教。当时，图古德正在指导一位年轻的 3 000 米障碍跑选手比约纳尔·克里斯滕森（Bjønar Kristensen），克里斯滕森成了巴肯的理想训练搭档，两人在南非几乎形影不离地共同训练。巴肯教会他们每周两次进行双阈值训练，并且在训练过程中通过测量乳酸来控制强度。图古德随后将这一方法传授给了亨里克，至于接下来的故事，就看谁来叙述了。英厄布里格森团队声称他们凭借自己创造的体系征服了长跑界，但他们也承认，正如教练领域里都会互相借鉴一样，他们也是从复制他人的经验开始的。他们当时恰好遇到了一名杰出的学生，倘若巴肯未曾前往南非与克里斯滕森共同训练，英厄布里格森家族或许要更晚才能采纳他的训练技巧。

2006 年，巴肯决定正式退役，那时他已在奥斯陆大学医学院深造了两年。攻读医学院一直是他的规划，对于这位 27 岁的年轻人而言，其中一些课程相对容易，因为他研究自己的血液与能量系统已经 10 年了。如今，巴肯在家乡克里斯蒂安桑担任家庭医生，这个地方位于奥斯陆郊外。跑步仍旧是他日常生活中不可或缺的一部分，只是他在科研方面不再过分计较数据。但你仍有可能在当地的跑道上看到他自行采血，并与阿尔内斯探讨各类跑步话题，无论是快跑还是慢跑。对这位“教父”而言，挪威训练法已融入他的生活，即便已过四十，他仍有许多关于自身身体的奥秘等待探索。

THE NORWEGIAN METHOD

08

关键转折：高海拔训练的科学引入

山外有人。

——挪威谚语[1]

1968 年墨西哥城奥运会具有双重划时代的意义。首先，这是奥运会首次落户拉丁美洲，那之后直至 2016 年奥运会在里约热内卢举办，奥运会才再次回归这片土地。而参赛选手们更为关注的是另一重意义——海拔。尽管在墨西哥城举办奥运会有着深远的文化影响，但这座城市海拔高达 2 240 米，是迄今为止夏奥会举办城市中海拔最高的。此次赛事为全球提供了首个精英选手在高海拔地区竞技的实地案例研究。

当国际奥林匹克委员会决定将奥运会主办权授予墨西哥城，而非底特

① 其内涵与成语“人外有人”惊人地相似，展现了人类智慧跨越地理的共鸣。——编者注

律、布宜诺斯艾利斯或里昂时，一些来自平原地区的国家奥林匹克委员会表示了反对，他们认为在这样的高海拔地区比赛太过艰难。当然，他们的担忧主要是基于假设，因为当时关于高海拔地区运动影响的研究尚显匮乏。然而，人类多年的经验告诉我们，海拔越高，呼吸就越发困难。国际田径联合会对此特别担忧，因为高海拔可能对跑者产生更大的负面影响。

赛事实际情况却复杂得多。确实，所有的男子短跑世界纪录都被刷新了，女子 100 米和 200 米项目的纪录也同样被打破。但当比赛距离增加到 800 米时，情况开始急转直下。在长跑项目（1 500 米及以上）中，冠军的成绩是几十年来最慢的。值得注意的是，这也是东非选手在长跑项目中首次占据主导地位，而他们生活和训练地点的海拔与墨西哥城的海拔相似。

蒂姆·温德尔（Tim Wendel）在他的著作《1968 年夏天》（*Summer of '68*）中，不仅探讨了 1968 年在美国棒球史上的重要性，还指出了这一年是许多项目选手训练方式的一个转折点：1968 年之后，即便赛事是在海平面的高度举行，高海拔训练也被看作一种极佳的准备手段。1968 年墨西哥城奥运会无意中揭示了，**只要以正确的方式进行身体准备，就有可能在田径运动中取得超出预期的成绩**。

首届墨西哥城奥运会的高海拔试炼

人们并非在 1968 年墨西哥城奥运会举办前后才首次探讨海拔对运动表现的影响。早在 1925 年，诺贝尔奖得主、生理学家 A. V. 希尔（A. V. Hill）就提出了“氧债”一词，主要是指**在高海拔地区运动不仅会导致乳酸增加，而且需要更长的恢复时间**。到了 1960 年，著名研究员布鲁诺·鲍克（Bruno Balke）对普通人进行了广泛的研究，证实在高海拔地区气压降低造成了空气中的氧气含量下降，进而造成血液中的氧含量减少。鲍克被美国奥林匹克委员会聘为 1968 年墨西哥城奥运会的顾问，他给出的建议与现今的基本一致：比赛前尽早在高海拔地区进行训练，并尽早抵达墨西哥城以适应环境。

1968年墨西哥城奥运会的海拔问题备受关注，以至于在1966年，美国新墨西哥大学举办了“海拔对身体表现影响的国际研讨会”。这次研讨会为鲍克提供了一个向国际奥林匹克委员会及来自各国的科学家展示其研究成果的平台。他建议每位参加1968年墨西哥城奥运会的选手在最后的准备阶段至少进行为期3周的高海拔训练，并指出实际上需要6周的时间，因为前一两周将用于适应新环境。

国际奥林匹克委员会对鲍克的研究的回应是竭尽全力淡化这项研究的结论，并宣称他的研究并不全面。当时，国际奥林匹克委员会正就业余主义问题展开激烈争论，其章程明确规定，任何选手都不能离开工作或学校超过4周，否则将会被视为职业选手。在这样的背景下，为期6周的高海拔训练营显然无法实现。然而，鲍克在新墨西哥大学的演讲中却大胆宣称，各国选手都需要进行此类训练以提升表现。

毋庸置疑，只有那些能在高海拔地区长时间训练的选手和奥林匹克委员会才愿意并能够规避国际奥林匹克委员会的规定，这在1968年并非难事。鲍克的演讲吸引了英国、法国、苏联以及民主德国和联邦德国等国的代表，他们对业余主义的问题并不十分在意。其中，民主德国正在为首次参加奥运会做准备，后来因违反多项规则（同时创下多项世界纪录）而名声大噪。值得一提的是，苏联1967年时已在察赫卡佐尔和阿拉木图建立了两个高海拔训练中心，阿拉木图的海拔与墨西哥城相同。法国曾首次派遣众多顶尖夏季项目选手前往丰罗默进行集训，而这个地方至今仍是耐力型选手们钟爱的高海拔训练胜地之一。

对于众多并无高海拔生活或训练经验的选手而言，这场在墨西哥城举办的奥运会无疑是前所未有的挑战。在田径赛场的首个长跑项目角逐中，肯尼亚选手内夫塔利·特穆（Neftali Temu）以微弱的优势击败埃塞俄比亚选手马莫·沃尔德（Mamo Wolde），摘得男子 10 000 米金牌。铜牌则由突尼斯选手默罕莫德·加莫迪（Mohamed Gammoudi）收入囊中，紧随其后的是墨西哥与苏联的选手。值得注意的是，前 5 名选手在赛前一年均生活在与墨西哥城海拔相近的区域。尽管如此，特穆的夺冠成绩仅为 29 分 27 秒，比澳大利亚名将罗恩·克拉克（Ron Clarke）保持的世界纪录慢了 1 分 48 秒。克拉克作为排名最高的非高海拔训练完赛者，位列第六，但赛后竟昏迷长达 10 分钟之久。这场比赛足以显示，1968 年的奥运会绝对与众不同。

其深远影响至今仍在延续。国际奥林匹克委员会意识到，大多数人更偏爱低海拔地区的比赛。自此，每一届夏奥会都在海拔 600 米以下的地方举办，且大多数位于海平面的高度。然而，不少选手和教练却持有不同的观点，他们认为在训练方面，高海拔环境可能更为有益。

高海拔训练的实践探索

20 世纪 60 年代末至 70 年代初，世界正经历着越南战争、冷战、美国总统遇刺以及迪斯科音乐的崛起，而体育科学领域则取得了几十年来的重大突破，对耐力选手的影响尤为显著。高海拔训练（及生活）成为体育科学研究的热点，有些研究人员甚至开始关注来自极高海拔地区的人群，例如玻利维亚和埃塞俄比亚的居民，以探究他们所经历的生物适应性变化。全球各地的研究为我们描绘了一幅非常清晰的画面，这验证了鲍克早先的信念：**长期生活在海拔约 1 500 米的地区会降低血红蛋白氧饱和度，进而激发肾脏产生促红细胞生成素（EPO）**。全球的体育科学家、教练、选手以及非正规医者才刚刚开始认识到 EPO 在耐力表现中的重要性。

研究结果极具说服力，以至于 1978 年美国奥林匹克委员会决定将其奥林匹克训练中心从处于海平面高度的纽约市迁至海拔 1 800 多米的科罗拉多斯普林斯。而在这时，美国在迁移本国训练中心至高海拔地区方面已明显落后于其他国家。在高海拔研究和训练领域，瑞典人走在世界前列。他们的北欧滑雪选手已经深刻感受到生活在海平面高度，然后前往高海拔地区比赛对他们的成绩产生的影响。1964 年因斯布鲁克冬奥会（海拔高度 2 200 多米）上，瑞典越野滑雪选手卡尔 - 奥克 · 阿斯普（Karl-Åke Asph）在赢得男子接力金牌后分享了他的经历。他坦言，这次比赛的艰难程度几乎要了他的命，他应该再提前几周抵达因斯布鲁克的，那样就可以更好地适应高海拔环境。要知道，瑞典代表团是少数几个提前一个月抵达奥地利阿尔卑斯山进行备战的团队之一。值得注意的是，阿斯普只提到了提前适应高海拔环境，却没有提及备战过程中的高海拔训练，这种做法直到 20 世纪 80 年代才开始广泛流行。

长期以来，选手和研究人员更关注高海拔适应而非高海拔训练，主要是因为前者的益处既显著又易于衡量。然而，要量化四个星期的高海拔训练对一两个月后（可能在海平面高度进行）的比赛的具体益处，则更为复杂，这仍是体育科学家们持续探索的课题。每位选手对高海拔环境的反应各不相同，有的反应明显，有的则几乎没有反应，这无疑增加了研究的难度。在受控环境中，高海拔训练对选手的影响是显而易见的：它能有效增加选手体内循环的富氧红细胞数量，从理论上讲，这应当能够提升他们的运动表现。但实际情况远比这复杂，也正因其难，挪威的选手和教练们才一直在这方面进行探索，他们已经持续了这种实验至少 40 年。

耐力选手的高海拔训练营

2004 年《斯堪的纳维亚体育医学与科学杂志》（*Scandinavian Journal of Medicine and Science in Sports*）上的一项纵向研究深入考察了 1970—2001 年 28 名挪威赛艇选手的变化（见图 8-1）。这段时间里，挪威体育界发生了显著的转变，其中高海拔训练营的引入和实施就是这一转变的重要组成部分。赛艇运动在 20 世纪初期是挪威的强项，他们渴望重现这项运动的昔日荣光。塞勒博士参与了相关研究，该研究为其后来提出的极化训练理念以及挪威训练法的深化打下了坚实基础。由于挪威赛艇选手在多项指标上进行了详尽的测试和追踪，该研究至今仍是有关耐力选手的最佳纵向研究之一。但这一研究仅限于竞赛时长或者强度训练时长在 6 分钟以内的项目的选手。1970—1990 年，挪威赛艇选手的平均最大摄氧量提升了 12%，6 分钟功率也增长了 10%，研究者们发现促成这些显著提升的三个关键转变如下：

1. 低乳酸训练（乳酸水平低于 2 mmol/L）的时长从每月 30 小时增至平均每月 50 小时。
2. 超阈值的比赛配速训练从每月 23 小时减少至每月“仅仅”7 小时。
3. 首次尝试高海拔训练。

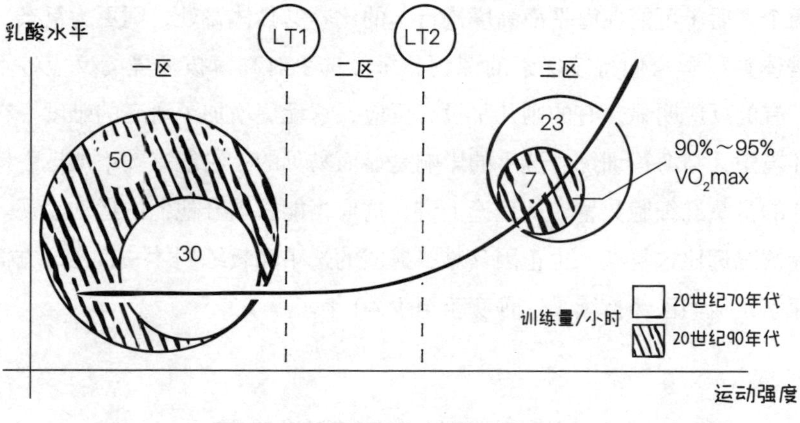

图 8-1　挪威赛艇运动复兴的纵向研究

注：1970—2001 年，挪威杰出的赛艇选手将简单训练时长从每月 30 小时增至每月 50 小时，将最大摄氧量训练时长从每月 23 小时减至每月 7 小时。引入高海拔训练后，他们的最大摄氧量平均提高了 10%。

之所以选择 1970—2001 年这一时间段进行研究，是因为该时间段见证了挪威与“奥运巅峰”计划在体育科学方面的显著进步，实现了选手从业余水平到世界顶尖水平的跨越。挪威的赛艇选手在 20 世纪 70 年代末开始尝试高海拔训练，到80年代进入竞技巅峰期，每年两次的高海拔训练也成为他们成功的关键。这一训练计划由赛艇教练兼生理学家罗尔夫·萨特达尔制订，在重要赛事的前几周，选手们会在海拔约2 100米的高原上进行为期两到三周的训练，之后返回海平面高度，留出充足的时间恢复体能，为接下来的比赛（通常还有两到三周的时间）做好充分准备。

然而，到了20世纪90年代，挪威对于高海拔训练的态度有了转变，他们开始将训练刺激从赛前的高峰期调整至非赛季的准备阶段。这一理念的核心在于，通过在非赛季进行多次高海拔训练来强化选手的基础体能，从而为每个新赛季打下更坚实的基础。毕竟，谁不想在新赛季伊始就自然地提升EPO水平呢？回顾整个80年代，挪威国家赛艇队共进行了26次赛前高海拔训练，而在非赛季仅进行了2次。但进入90年代后，这一比例发生了显著变化：10年间，他们共进行了14次赛前高海拔训练和36次冬季高海拔训练。

据与“奥运巅峰”计划合作的体育科学家埃斯彭·滕内森（Espen Tϕnnessen）透露，挪威赛艇协会在这方面走在了前列，紧随其后的是越野滑雪选手，而跑步选手则是在20世纪90年代末才开始尝试高海拔训练。直到备战2002年盐湖城冬奥会时，“奥运巅峰”计划才颁布了针对所有运动项目协会的高海拔训练指南，在那之前，高海拔训练是由各个项目协会自行探索，并在协会之间分享的。

在2002年盐湖城冬奥会和2004年雅典奥运会备战期间，奥尔扬·马德森（Ørjan Madsen)和吉姆·斯特雷－冈德森(Jim Stray-Gunderson)受聘于“奥运巅峰”计划，专注于耐力选手的高海拔训练。他们曾与德国选手合作进行广泛的高海拔训练研究。马德森是挪威的游泳名将，对卑尔根游泳馆的建设贡献良多，并在那里执教。他在家乡卑尔根深受人们的尊敬和爱戴，经常能在街上遇到他指导过的选手。1997—2005年，马德森和斯特雷－冈德森将各自的研究成果以及1968年之后可以搜集到的文献资料等综合起来，设计出一套高海拔训练方法，这套方法至今仍是挪威和其他国家选手训练的指导原则。

在这一原则中，每年应根据赛季的日程至少组织两次高海拔训练营，如果赛季的日程以及选手们的家庭情况允许，高海拔训练的次数越多越好。在高海拔地区逗留的三到四周里，主要进行大量的低强度训练。当选手从高海拔地区返回海平面高度后，应缩短训练时间，并增加高强度的训练，通常要在阈值之上。这样做的目的是提高选手的最大摄氧量，并为比赛做好充分准备。

由于挪威的城市基本处在海平面高度，人们没有机会住在高海拔地区，所以马德森和斯特雷 - 冈德森研究的主要课题是一个月左右的高海拔训练对选手的影响与长期生活在高海拔地区对选手的影响的差异。研究人员深知，只要选手有足够的时间恢复，或者有足够的时间适应高海拔的比赛环境，那么高海拔训练就会对他们的运动表现产生积极影响。为此，他们在奥斯陆的“奥运巅峰”计划的总部建立了高海拔训练舱，并在挪威奥林匹克委员会的资助下为众多顶尖选手提供了高海拔帐篷。

同时，研究人员也强调，与仅仅生活在高海拔地区并进行训练相比，加入高海拔训练营会产生一个独特优势，即所谓的“聚合效应”。这是近年来高海拔训练的质疑者也无法否认的事实。一般来说，无论是否在高海拔地区，只要是与志同道合的人共聚美丽之地进行几周的封闭训练，都是有效提升竞技状态的好办法。一个月的专注训练，外加之后的恢复，无论是在海平面高度还是在海拔超过 2 000 米的地方，都会对竞技状态有所助益，这已经成为共识。但到 21 世纪初，人们更加明确地认识到，若这些训练营能在更高海拔的地方进行，大多数选手将获得最大化的提升。如果这种最大化的提升还同时伴随着“聚合效应”，那就好上加好了。

经过近十年对挪威选手及其他选手的研究（特别是斯特雷 - 冈德森对美

国跑步选手的广泛研究，及其与众多著名教练的合作），这对搭档制定了一套指导方针，至今仍被许多“奥运巅峰”计划的选手尤其是赛艇选手所采纳。值得注意的是，他们的大部分研究和指导方针都聚焦于赛艇，赛艇项目通常采用八区系统。当提到四区到八区时，指的是三区系统中三区的上部，或是五区系统中的四区和五区。

- 在高海拔训练营中，选手每天至少需要在海拔 2000～2500 米的环境中生活 16 小时。
- 训练营的时间应至少为 3 周，血红蛋白效应的提升会随着停留时间的增加而增强。
- 低强度的训练可以在与居住海拔相同的海拔高度进行。
- 高强度的训练（即四区到七区）应在略低于居住海拔的地方进行。
- 训练营的开始和结束阶段仅限于进行一区到二区的训练。这包括高海拔训练营开始前的两到四天、高海拔训练营的前两天和最后两天，以及回到正常海拔高度后的两到四天。
- 训练强度控制是增加总训练量的必要条件。
- 每周应进行一次八区的训练，旨在保持力量、速度和最大摄氧量。
- 每年应参加 3 次高海拔训练营，并总共在高海拔地区停留至少 60 天，以提升在低海拔地区的表现。
- 在每次高海拔训练营的前后一周，都要进行乳酸测试。

20 世纪 80 年代和 90 年代，挪威赛艇选手的最大摄氧量和输出功率的数据有所提升，但无法准确量化这种提升中有多少是由于引入了高海拔训练，又有多少是由于极化训练法（当时还未被命名）的其他部分。然而，高海拔训练带来的成效是显而易见的。

如果挪威奥林匹克委员会下属的每个单项协会的目标是培养出至少一名

世界顶尖选手（实际上所有运动项目都在强调这一点），那么挪威赛艇选手通过他们的培养过程已经实现了这一目标。挪威作为一个规模仅相当于一个世界级的大城市的国家，期望在每个运动项目中都拥有多名具备夺金潜力的选手是不切实际的。不过，他们近期在铁人三项中取得的成就是个例外，这主要归功于两位杰出选手相互激励，共同攀登高峰。经过 20 年的世界顶尖训练，挪威赛艇联合会成功培养出赛艇名将奥拉夫·图弗特（Olaf Tufte）。他在 21 世纪初以卓越的实力统治了单人双桨项目 (最难的一种)，其压倒性的优势在赛艇界已经很久没有出现过了。图弗特共参加了 7 届奥运会，获得过 4 枚奖牌，其中包括 2004 年和 2008 年获得的两枚金牌。在他的辉煌成就背后，是教练托尔·奥弗雷博的悉心指导。奥弗雷博以“奥运巅峰”计划负责人的身份为人所知，他在引领图弗特走向成功的过程中有不少训练是在高海拔环境下进行的。

高住低训的耐力训练法

就在奥弗雷博为挪威赛艇的重新崛起设计训练体系时，巴肯正着手设计他的挪威跑步法，其中高海拔训练的重要性日益凸显。为了深入研究和体验不同的跑步文化，并最大限度地提升自己的有氧能力，巴肯多次在肯尼亚、南非和玻利维亚等地（这些地方均提供极端高海拔环境）举办训练营。他强调，在高海拔训练营中，乳酸测试变得尤为重要，因为在高海拔环境下更容易无意中超负荷，因此控制训练强度比以往任何时候都更加关键。有趣的是，在巴肯的肯尼亚训练经历中，他发现许多跑者即便没有进行乳酸测试，也能凭直觉很好地控制训练强度。当他带着便携式乳酸测量仪抵达裂谷时，发现许多肯尼亚顶级长跑选手竟是首次接受抽血测试。巴肯注意到，他们的训练阈值甚至低于 3.0 mmol/L。

巴肯在他的职业生涯晚期与高海拔地区的跑者一同训练与研究，这些跑者拥有他和他的同胞们所没有的优势：他们从出生起就生活在高海拔地区，因此享有高海拔地区空气所带来的血红蛋白益处。20 世纪 90 年代末，斯特雷 - 冈德森的研究转向了“高住低训”（“live high, train low”，LHTL），这一概念是他在 1997 年与高海拔地区研究专家本 · 莱文（Ben Levine）共同提出的。“高住低训”在 21 世纪初迅速受到欢迎，特别是美国跑者，他们纷纷前往像亚利桑那州弗拉格斯塔夫这样的地方。自 20 世纪 80 年代以来，挪威的赛艇和滑雪选手就常在这些地方进行高海拔训练。高海拔训练的黄金区间如图 8-2 所示。

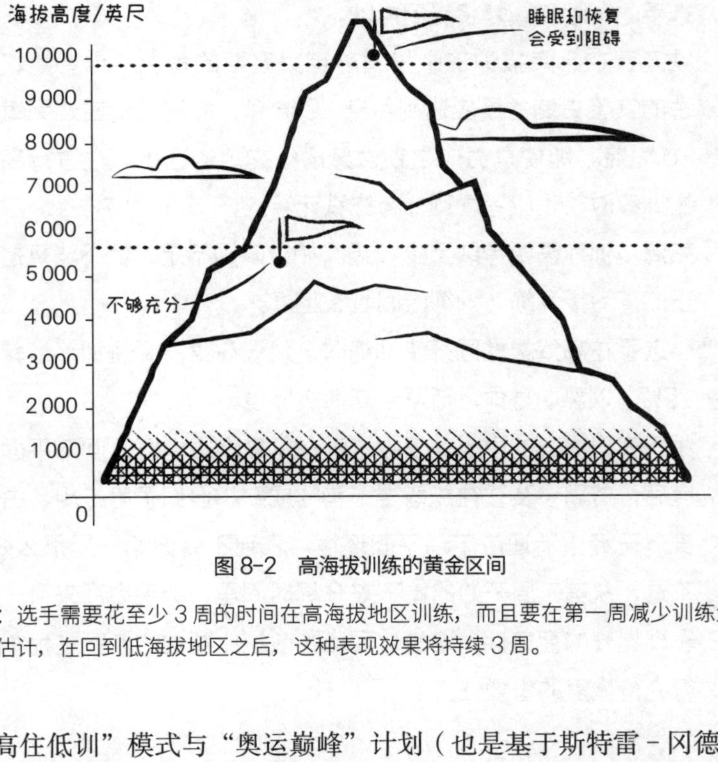

图 8-2　高海拔训练的黄金区间

注：选手需要花至少 3 周的时间在高海拔地区训练，而且要在第一周减少训练量。据估计，在回到低海拔地区之后，这种表现效果将持续 3 周。

“高住低训”模式与“奥运巅峰”计划（也是基于斯特雷 - 冈德森的研究）的高海拔训练指导原则差别并不大，但“高住低训”在操作层面的方便性让更多想要尝试高海拔训练的选手和教练愿意采纳，并为过去 25 年间的高海拔训练提供了丰富的数据。在斯特雷 - 冈德森于 2022 年去世后，莱文与西澳大学的高海拔地区研究科学家奥利弗 · 吉拉德（Oliver Girard）在《国际运动生理学与表现杂志》（*International Journal of Sports Physiology and*

Performance）上联合发表了一项新研究以纪念他。该研究回顾了“高住低训”模式 25 年来的成效。在分析了多个采用“高住低训”微调版的群体后，作者得出结论：高海拔训练的最佳点需要权衡，因为睡眠和恢复会受到影响。具体来说，选手至少需要在高海拔地区进行 3 周的训练，且第一周应减少训练量。高海拔训练的要点有以下 5 点。

1. 海拔高度非常关键。低于 5 900 英尺[①]（约 1 800 米）无法产生明显的适应性效果，然而，一旦超过 9 800 英尺（约 3 000 米），选手的睡眠和恢复将受到影响。
2. 铁元素在高海拔训练中扮演着至关重要的角色。作者建议女性的铁蛋白储备量应达到每升 20 微克，而男性则应达到每升 30 微克。即使是血液中铁含量已经充足的选手，在进行高海拔训练时，也应考虑额外补充铁元素。
3. 高海拔训练需要持续至少 3 周。如果时间不足，就不能算是真正的高海拔训练。训练时间越长越好。
4. 当选手在高海拔地区开始训练时，建议在第一周将训练量减少 25%，以帮助身体逐渐适应高海拔环境。
5. 关于表现提升的原因，多数选手在从高海拔地区返回海平面高度后，首周参赛往往能取得不错的成绩。但到了第二周，由于身体已经重新适应了海平面环境，表现不会像第一周那么好。不过，从第三周开始的接下来 3 周时间里，选手会迎来另一个表现提升的窗口期，这也体现出在前往比赛地的旅行过程中进行充分恢复的重要性。

此外，作者还指出，真实海拔高度与模拟海拔高度在效果上并无显著差异。高海拔帐篷和舱室能够在海平面高度模拟出高海拔地区环境，但关键在于选手需有意愿每天在这样的环境中待上至少 12 小时，以确保训练的有效

① 此处单位与图 8-2 统一，延用原书标度，方便读者对照。——编者注

性。但对大多数人而言，这种训练模式确实会对个人生活造成影响。

还有观点指出，选手对高海拔的反应差异极大，奥拉夫·亚历山大·布将这一现象与高温训练和选手对此的适应性相提并论。某个选手适用的方法可能对另一个选手并不奏效。挪威训练法的多样性也是如此，具体到高海拔训练，也需要经过大量的试错才能为每位选手量身定制出合适的高海拔训练方案。奥拉夫曾尝试让选手在比赛日前四周至三天内离开高海拔地区，这些不同的时间点都取得过成功。以 2021 年东京奥运会为例，布鲁门费尔特在铁人三项赛前 12 天便离开了高海拔地区，这无疑对普遍认同的“第二周比赛表现不佳”的观点提出了挑战。

显然，我们需要学习的东西有很多，挪威希望能继续引领这一潮流，就像 1968 年墨西哥城奥运会后对高海拔训练的研究那样。倘若没有 20 世纪 60 年代至 70 年代高海拔训练对挪威体育科学的推动，那么今天我们所知的“挪威训练法”将会截然不同，或许也不会成为如今耐力运动领域中越来越为人所熟知的术语。这也是推动该方法不断演变的催化剂之一，高温训练也是其中一个因素，第 13 章将进一步探讨。

THE NORWEGIAN METHOD

09

奥拉夫·亚历山大·布：铁人三项双雄的幕后大脑

能善问善答者，堪称智者；人间之事，难以隐瞒。

——《哈瓦马尔》

我们每个人都会有一些改变人生轨迹的时刻，比如失业、孩子的出生、亲人的离世等。然而，很少有人经历过像奥拉夫·亚历山大·布那样戏剧性的转折。在他 30 岁那年，一个重大事件彻底改变了他的人生轨迹。

奥拉夫在埃德峡湾（Eidfjord）的一个普通的奶牛场长大，这是挪威最壮观的峡湾之一，深入大陆的腹地。许多铁人三项选手都知道这里是诺斯曼极限铁人三项赛（Norseman Xtreme Triathlon）的发源地。自 2003 年首次举办比赛以来，该赛事就被非正式地誉为“世界上最艰难的铁人三项赛”。比赛终点位于埃德峡湾源头上方大约 1 000 米的高处，这也足以让人对奥拉夫成长的地形条件有个大致了解。那是一个宁静的成长环境，几乎每天的每时每刻都充斥着辛勤的劳作。虽然他当时可能有点怨恨家乡，但这个环境给他灌输了宝贵的经验，使他成为 21 世纪最成功的耐力教练之一。尤为特别的是，在那个改变命运的事件之前，奥拉夫从未涉足铁人三项比赛，而且又过了很多年之后才开始执教生涯。

在埃德峡湾的成长岁月里，铁人三项运动并不存在，耐力竞技也几乎从未进入过奥拉夫的视野。诚然，他尝试过滑雪，因为在埃德峡湾，滑雪是每个人的必备技能，但他的运动热情更多地倾向于挪威的另一项流行爱好：帆船。很多人对帆船的痴迷源于对水的特殊情感，或者是因为出身航海世家，但奥拉夫的情形并非如此。他深深着迷于帆船比赛的复杂性，从船只构造、帆的选择，到转向时机的把握，再到不同团队如何精妙地驾驭同一自然力量。自幼年起，他就立志成为一名工程师，主要是为了能离开埃德峡湾，而帆船运动则成了他理想的运动选择，非常适合一个对技术充满热情的未来工程师。他曾将家中农场里的各种技术设备拆解后再组装，往往都能成功复原。从 6 岁时的小玩意儿，比如遥控器，到 12 岁时更大更复杂的家电，比如电视机，他都乐此不疲，他从不为自己设限。

奥拉夫如愿以偿，在奥斯陆获得了电子工程学位，实现了他一直以来的梦想。在这个国家，他度过了顺利且愉快的时光，因为实现这一目标相对容易。尤其是当他一直在班级中名列前茅时，这一切都变得更加简单。成年后，航海对奥拉夫来说更像是一种爱好，而非精英的追求。然而，他并不想为别人工作，因此他基于自己最钟情的爱好创办了两家初创公司，其中一家公司至今仍然非常成功，尽管他已经不再担任领导职务。风筝磨坊公司（Kitemill）在风力涡轮技术上掀起了一场革命，这场革命的灵感源于奥拉夫的好奇心。他在船上观察帆如何驾驭风力并将其转化为能量，继而转化为船的速度。他坚信能源多样性的重要性，这是挪威几乎比全球任何地方都做得更好的事情之一，而风能特别吸引他，因此他花费了大量时间去思考如何捕捉和利用风。他解释说，在传统风力涡轮机上，90% 的能量是靠巨大旋转叶片尖端那 10% 的部分捕获的，而叶片的其余部分以及深深插入地面并向四周延展的塔架则用于共同抵抗施加在叶片尖端的巨大力量，这些力被齿轮箱和发电机组成的旋转着的组件吸收，然后转化为能量。

如果你曾驾车经过风力涡轮机，生活在美国中西部的每个人都目睹过这样的景象，你会被其庞大的结构所震撼，而这种结构仅仅是为了支撑叶片的尖端部分。奥拉夫创立风筝磨坊公司时有一个大胆的想法：或许可以将风筝或小型帆附在一个更灵活的、固定在地面的支撑机制上，实现风能捕获。从理论上讲，他们可以完全摒弃传统的支撑塔，让一个形似无人机的风筝绕圈飞行，以获得与旋转叶片尖端等量的能量，从而省去所有额外的结构。这是一个绝妙的概念。风筝磨坊公司和其他一些拥有世界上最富有投资者的公司都寄予厚望，期待这一技术能够在2030年真正起飞。这里的“起飞”不仅是比喻，更是实实在在的升空。然而，对于奥拉夫而言，这个时间跨度太长了。他不愿意等那么长时间，他迫不及待要干点儿新的项目，于是在30岁之前，他毅然决然地卖掉了风筝磨坊公司。即便在挪威这样的高标准下，在这一领域他也已经做得相当出色，而且他相信这个项目引领着绿色能源的新理念。

变革的熔炉

然而，就在奥拉夫准备庆祝自己30岁生日的那个周末，一切都改变了。部分得益于他在商业方面的成功，他的家族终于就要实现代代相传的心愿：创建一处梦想中的乳品农场，而这座位于挪威西北海岸的农场也许是整个欧洲最偏远的角落之一。当时，通往那里的道路还未修建。由于太过偏远，即使从最近的村落出发，也要跨越数个峡湾和山口，徒步要耗时整整一天，或者是搭乘一段直升机才能到达。他们一家人开始往这处新地点搬家时，是分两批乘直升机前往的。奥拉夫与父母及几位亲友先抵达，然而，直升机在飞第二趟的时候，突发机械故障，猛然间撞到山腰，奥拉夫的妹妹和三位表亲全部丧生。悲剧就发生在离他们的新家不远的地方，奥拉夫与家人们眼睁睁地看着这可怕的一幕，却无法发出救援信号。他们原本是希望远离文明的喧嚣才来这片偏远之地隐居的，也正是这个原因，他们的新家上方很高之处才能接收到手机信号，而那里距离他们所站之处还要走约 5 公里，爬升 300 米。

奥拉夫虽然在那之前从未尝试过任何形式的长跑，但与此时身边的亲友们相比，他的身体状况是最好的。悲剧发生的几分钟内，他开始向山上跑去。在泪水、愤怒或恐慌袭来之前，他的第一反应是要采取正确的行动。他懂得如何控制自己的情绪，专注于当下最应做的事情。那一刻，以及他在当时和之后的反应，成为他至今仍会回味的经历，尽管他并不愿多谈。谁又会愿意频繁回首那些痛苦的记忆呢？他屡次提及，那件事是他生命中的转折点。对他而言，已无须再多言。

人们之所以如此关注奥拉夫的遭遇，是因为他的反应实属罕见。在悲剧面前，有人可能会遭受创伤后应激障碍（PTSD）和抑郁症的困扰，事实上，他的一些家人确实如此，他们至今仍未完全走出那件事的阴影。然而，像奥拉夫这样的人，却能将负面经历转化为积极的力量，这展现了一种强烈的求生意志。当他独自跑上山发出求救信号，并向此次并未同行的妻子报平安时，他的心中涌起了前所未有的动力。在那段艰难的攀登途中，他打出了生命中最为沉重的两个电话，这让他有了深刻的领悟。一直惜时如金的奥拉夫，此刻更加坚定了决心，绝不再虚度光阴。他立志要比以往任何时候都更加努力，成为更出色的自己。

2011 年，奥拉夫开始探寻耐力方面的挑战，自然而然地选择了他成长的城镇所举办的赛事。既然要挑战，为何不选择地球上最艰难的耐力赛之一——诺斯曼极限铁人三项赛作为自己的首次尝试呢？这场比赛的独特性深深吸引了他。他将水手的意志带到了铁人三项中：在拼尽全力濒于力竭之时，再顶上几秒钟，只为了将速度尽可能保持下去，然后再次重复做这件事。在这个全新的挑战面前，奥拉夫需要学会如何持续数小时反复进行同样的动作，同时保持速度和努力不衰减。

或许是因为奥拉夫选择了地球上最为艰苦的耐力赛之一作为自己的首次比赛，他开始爱上了这种漫长赛程的挑战。尽管对于如何正确训练还一无所知，但他成功完成了比赛。他怀疑，那些比他早数小时完成比赛的选手，也未必采用了最佳的训练方式。奥拉夫的目标并不仅仅是提高自己的铁人三项成绩，他更渴望了解顶尖选手们的训练方法，以及探索他们是否还有提升的空间。他希望能深入研究人体生理学，探寻是否可以通过重新组合来提升人类在超长距离比赛中的表现。在他的新征途中，他的研究对象从电子和风筝转变为运动生理学。他采取了与创办第一家公司时相同的策略：寻找一位导师。在搜寻挪威运动生理学领域顶尖专家的过程中，奥拉夫首先将目光投向了奥斯陆的挪威体育科学学院。然而，随着他对耐力运动的深入研究，越来越多的人向他推荐奥尔扬·马德森博士，他们说应该可以在位于挪威另一端的一座豪华的游泳中心找到这位博士。

铁人三项领域无与伦比的统治力

无论是命运的安排还是纯粹的巧合，卑尔根的这座令人难忘的游泳中心已然成为挪威训练法的核心所在地，至少在铁人三项领域是如此。这里见证了克里斯蒂安·布鲁门费尔特与罗杰·耶尔斯维克的初次相遇，也是阿里尔德·特维特恩与布鲁门费尔特、古斯塔夫·伊登的邂逅之地，奥尔扬·马德森在这里遇见了奥拉夫·亚历山大·布，而奥拉夫也在此结识了特维特恩，之后更是与布鲁门费尔特和伊登有了初次碰面。倘若没有马德森，卑尔根便不会有这座漂亮的游泳中心；而没有这座游泳中心，挪威铁人三项世界冠军的崛起或许就无从谈起。马德森是唯一一位代表挪威参加 1968 年墨西哥城奥运会的游泳选手，之后的岁月里，他执教于挪威国家游泳队，并成为运动生理学的热衷研究者。这一切都始于这位获得奥运资格的挪威游泳健将。

1968 年墨西哥城奥运会后，马德森出任挪威国家游泳队主教练，对卑尔根游泳中心的建设起到了不可或缺的推动作用。在他的带领下，挪威从可能是欧洲游泳水平最落后的国家，一跃而至能与邻国瑞典相抗衡的地位。至少在一段时间内，挪威游泳界确实揭开了辉煌的篇章。马德森努力提升了游泳在挪威的地位，并成功培养出世界级游泳选手亚历山大·戴尔·奥恩（Alexander Dale Oen）。正是马德森的存在激励了年轻的布鲁门费尔特选择游泳，而非其他更流行的北欧运动或布鲁门费尔特现在最爱的自行车。在2005年世界游泳锦标赛100米蛙泳项目中，奥恩取得了第7名的佳绩，这对挪威游泳来说是一次重大突破。然而，他因未诊断出的慢性心脏病在27岁时猝死，这让马德森感到，挪威游泳选手登上奥运领奖台的希望近乎破灭。

在马德森的指导下，卑尔根游泳中心的队员们不断突破自己，而今天，这座中心终于培养出了奥运冠军，尽管这枚金牌来自转型为铁人三项选手的布鲁门费尔特。就在奥恩去世前不久，布鲁门费尔特开始崭露头角。因此，当奥拉夫打电话给马德森，表示想学习所有科学的训练方法以提升自己的铁人三项执教技能时，马德森建议他来卑尔根见见这位年轻的铁人三项选手和他的新教练，而这正是奥拉夫想做的。

奥拉夫开始向特维特恩和马德森学习，此时特维特恩已成为新铁人三项队的教练，而奥拉夫当时的思路与大多数教练并不相同。因为奥拉夫曾经经营过科技企业，所以他始终在探寻能帮助铁人三项选手更高效训练的新科技，以及搜集与分析训练数据的新手段。他对乳酸测试及其提供的数据兴趣浓厚，认为这些数据能为每次训练指明方向和目标。

到了2016年，奥拉夫成为国家队顾问，并陪同一支精干的铁人三项队伍参加里约热内卢奥运会，挪威队只有教练特维特恩和队员布鲁门费尔特。这圆了他儿时的部分梦想，那就是参加奥运会。但在观看铁人三项比赛时，他并未感到特别震撼。给他留下深刻印象的只有阿利斯泰尔·布朗利（Alistair Brownlee）、乔纳森·布朗利（Jonathan Brownlee）和格温·约根森（Gwen Jorgensen）三位选手，其他人与他们三人根本不在一个档次。看到这番景象，奥拉夫意识到铁人三项训练中还有巨大的潜力可挖。他坚信，现在落后布朗利兄弟两分半钟的布鲁门费尔特完全有可能在下一届东京奥运会上获胜。

随着东京奥运会因新冠疫情从2020年推迟到2021年，这成为史上最长的奥运周期，奥拉夫也从一个满怀抱负的体育科学家成长为一名能大幅提升选手游泳、骑车和跑步成绩的专业教练。奥拉夫成了布鲁门费尔特和伊登的核心教练，他们三人在随后的6年里在这项运动上展现了无与伦比的统治力。这6年中，奥拉夫总是温情地称他们为“男孩们”，其间他们一共获得了6个世界冠军，其中包括布鲁门费尔特的奥运金牌。更令人瞩目的是，他们在短距离和长距离的铁人三项赛事中都取得了胜利，打破了以往的认知。

通常，**一项运动的进步往往需要一个外来者的推动。最优秀的教练很有可能在他们担任教练的项目中仅有极少的运动经历，甚至完全没有经历。**以跑步领域为例，像乔·维吉尔（Joe Vigil）、科尔姆·奥康奈尔和杰克·丹尼尔斯（Jack Daniels）这样的传奇教练，他们自己从未真正参与过跑步运动，也永远不会去跑。在像铁人三项这样新兴的运动中，奥拉夫坚信通过智慧的方法可以大幅节省时间，并坚持着一种在多数人眼中可能显得疯狂的生活方式。就像特维特恩看到巴肯利用乳酸测试来控制训练强度，从而发现了新的方法一样，奥拉夫也从特维特恩的做法中得到了启示，开始思考还能利用哪些其他的数据和生物指标。他手下有两名选手，他们都热切地想要尝试新的训练方法。奥拉夫开始着手构建一个独特的文化圈，他深信这个文化圈能让他们更深入地理解铁人三项运动，甚至超越前人。尽管外界对他们的技术和方法充满好奇，但真正无法复制的是他们三个性格各异却能协同合作的选手之间的团队关系。

激发彼此最大潜能的化学反应

奥拉夫始终坚持只关注这两名选手，绝不分心。偶尔，他们的团队也会邀请少数训练伙伴加入，这些伙伴通常是日本国家队的选手。因为在2021

年东京奥运会前，他们这个三人组在日本进行了长期的备战，与日本选手建立了非正式的合作关系。挪威团队希望在 7 月前往东京，针对当地的高温和湿度进行适应性训练，而日本选手则希望能从这些顶尖选手和教练们身上汲取经验，提升自己的水平。成立于 1994 年的日本铁人三项协会是世界上成立较早的铁人三项协会之一，然而在顶级赛事中，日本选手的成就并不显著。他们最辉煌的时刻要数 2008 年北京奥运会，井出树里（Juri Ide）获得了第 5 名的佳绩，她因在日本这个热爱跑步的国度中长期维持顶尖水平，而被誉为耐力赛的传奇。即便年过四十，她仍旧活跃在竞技场上。

自 2021 年东京奥运会以及布鲁门费尔特勇夺金牌后，奥拉夫、布鲁门费尔特和伊登便与挪威国家队分道扬镳，这在取得巨大成功后并不罕见。每一方都渴望通过实现各自目标而获得认可。当然，将一位卑尔根少年推上奥运领奖台，背后有众多人的付出。而在此之前，挪威在该运动项目上并无显著成就。

若问那位卑尔根少年除了他自己，谁最值得称赞，他会毫不犹豫地回答是奥拉夫。没有奥拉夫，他或许也能凭借天赋和教练的指导成为世界级选手。和奥拉夫初次相遇时，他在自己的首次奥运会上便已取得第 13 名的成绩。然而，从第 13 名跃升至第 1 名，正是在奥拉夫接手后，师生三人脱离国家队之后才实现的突破。奥拉夫非常乐意给他们分享众多指导训练的科学理论，因为他深知真正的优势在于其他层面。

正如奥拉夫所言："我无法单凭一己之力，就将任何人塑造成世界上最顶尖的选手。因为这背后涉及化学反应，也就是我们如何在一个能够激发彼此最大潜能的环境中共同成长。经验和科学能让你在成长的道路上走得更远，但要想迈出那最后一步，仅凭这些是远远不够的，还需要更多其他元素的加持。"

THE NORWEGIAN METHOD

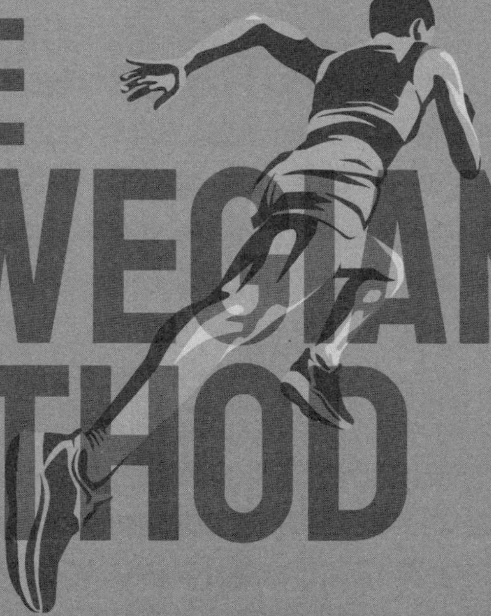

第四部分

王者之心，挪威训练法的巅峰演绎

进入21世纪10年代，三位挪威训练法的践行者——克里斯蒂安·布鲁门费尔特、古斯塔夫·伊登、雅各布·英厄布里格森，先后在铁人三项、中长跑等项目的奥运会、世锦赛上获得冠军，挪威训练法的影响力逐步扩大。

- **克里斯蒂安·布鲁门费尔特：**2021年获得东京奥运会铁人三项冠军，2021年获得铁人世锦赛冠军，2022年获得铁人70.3世锦赛冠军。
- **古斯塔夫·伊登：**2021年获得东京奥运会铁人三项第8名，2022年获得铁人世锦赛冠军，2019年和2021年两次获得铁人70.3世锦赛冠军。
- **雅各布·英厄布里格森：**2021年获得东京奥运会1 500米冠军，2024年获得巴黎奥运会5 000米冠军，2022年和2023年获得世界田径锦标赛5 000米冠军。

THE NORWEGIAN METHOD

10

黄金一代：挪威耐力的文化基因

只有不断探索的人才能找到新的道路。

——挪威谚语①

除了体育领域的卓越表现，挪威在众多方面也享有盛名。在生活质量排行榜上，挪威总是位居前列。在社会指数排名中，能与挪威抗衡的往往只有斯堪的纳维亚半岛的邻国。丹麦人常声称自己是世界上最幸福的人，这或许是因为他们的天气比挪威稍好一些。

除了天气，挪威在生活的各个方面都相当不错。这一点不难理解，挪威人口虽少，却资源丰饶。这样的国情为挪威人民创造了优越的生活条件。挪威的人口增长速度并不快（平均每户 2.11 个孩子），且在过去一个世纪里，

① 这句谚语源自挪威悠久的探险传统，既映射了维京时代的航海精神，也体现了现代挪威人“漫游权”所保障的自由探索理念。——编者注

挪威在政治和经济方面的智慧决策使其在全球独树一帜。

与挪威人交谈时，你会发现他们中有高达 80% 的人对本国的政府和社会结构感到满意和自豪，这种政府满意度在全球范围内都属罕见。

古斯塔夫·伊登在夺得 70.3 项目的铁人三项世锦赛冠军后，曾被问及在挪威成长为选手有哪些好的感受。他盛赞自己的国家为他提供了安全的环境，让他能够探索他的可能性边界。在挪威，年轻的选手们勇于探索、无惧失败，因为他们深知，即使失败，也有坚实的后盾：即便不从事精英运动，他们也能找到稳定的工作。挪威不仅为选手，更为全体国民构建了社会安全网，提供了保障，这种全面的社会保障体系在全球范围内都不多见。想象一下，如果失败的后果不那么严重，你可能会去尝试达成哪些目标。

倘若一个强大的社会保障体系是培育出世界级选手的关键，那么阿拉伯海湾国家和新加坡在体育领域的表现或许会更加出色。要想培养出能在长跑、铁人三项、骑行或滑雪等对身体和心理都极具挑战性的项目中持续领先的孩子，需要整个社会的支持，或者在这种情况下，需要整个国家的力量。2020 年，英国权威的儿童健康期刊《柳叶刀 - 儿童与青少年健康》（*The Lancet Child & Adolescent Health*）发表的一项研究对全球几乎每个国家 0 ～ 18 岁儿童的少数几个心理和身体指标进行了排名，这些指标既包括基础的营养和医疗保健的可获得性，也涵盖了更为抽象的标准，如生活满意度和整体幸福感。结果并不出人意料，挪威位居榜首，其斯堪的纳维亚邻国（包括芬兰）紧随其后，而美国则在第 39 位。

这项研究以及《柳叶刀 - 儿童与青少年健康》关于斯堪的纳维亚青少年文化的后续研究得出的一个重要结论是：北方居民在养育孩子方面可能比其他人更占优势，因为他们有更多的机会和动力去进行户外活动。这也进一步彰显了挪威儿童相较于其他西方国家的儿童在自由游戏方面的水平更胜一筹，同时体现了挪威人对于孩子从小就应该学会对自己的行为负责任的观念，这种观念对挪威的体育教育模式产生了深远影响。在该模式下，首先强调的是孩子的自主性和技能培养，而真正的竞技对抗则推迟到青少年阶段再进行。

斯堪的纳维亚式户外基因

对于初次造访挪威的游客而言，严冬时节，咖啡馆和餐馆外成排的婴儿推车往往是最令人惊奇的景象。这并非店主拒绝推车入内，而是家长们有意将孩子，有时甚至是婴儿，置于寒冷的新鲜空气中活动。在丹麦和瑞典的大城市，这样的情景也屡见不鲜，只不过由于天气通常较为温和，不那么引人注目。若你询问一位挪威母亲为何让孩子在寒风中受冻而自己却在咖啡馆内享用咖啡，她很可能会告诉你，这样做有助于增强孩子的免疫系统。而若你向一位挪威父亲提出同样的问题，他可能会回答，这是为了培养孩子的坚韧品质和户外适应能力。两者的说法可能都是正确的。

挪威人酷爱户外活动，充分适应自然，他们以这种生活方式和生存之道为傲。相比于地球上气候条件优于挪威的其他国家的人们，这种骄傲感无与伦比。为了形容这种独特的生活方式，挪威人创造了一个专门的词汇：friluftsliv，意为户外生活。挪威人对这个词的喜爱程度非常深，仿佛他们天生就脚踏滑雪板或穿着登山靴。他们在青少年和成年时期就尽可能多地在户外活动，有了自己的孩子之后，他们更会带着孩子一起走进大自然，重新体验这种生活方式。

在挪威，墙壁和天花板只在上课、用餐或睡觉时才会被使用。即便如此，挪威人仍然追求与众不同的生活方式。最近在北美媒体上引起一些关注的一个概念是“户外学校”，也被称为“森林学校”。这种学校在斯堪的纳维亚随处可见，多为寄宿制学校，家长们会让孩子在这里住上数周。虽然有些学校是纯私立的，但和斯堪的纳维亚的其他事物一样，多数学校都得到了政府的大力支持。户外教育理念甚至已经渗透到了传统的小学和中学教育中，通常每周或每两周会安排一天时间完全在户外进行教学活动。

这种自由的学习方式在西方世界已不多见，它培育出了一代代热爱自然、独立自强且对世界充满好奇心的斯堪的纳维亚人。孩子们通过实践来学习，而非仅仅听讲，这常常涉及大量的试错过程。这种勇于尝试的精神也融入了挪威的体育训练中：勇于探索新事物，多做测试，只保留有效的方法。挪威训练法的创立与演变，就是一个长达数十年的试错过程，只要勇于尝试、不怕犯错、多做测试，就终会获得回报。

当然，如果仅仅拥有快乐、健康、独立且热爱户外的孩子，就足以培养出世界冠军的话，那么丹麦（人口相当，孩子更快乐）和瑞典（人口是挪威的两倍，孩子同样快乐）理应在世界体育舞台上更具统治力。虽然这两个国家在各类体育项目上都有所建树，但丹麦和瑞典也不得不承认，他们的邻居挪威在竞技体育方面确实更为出色。

黄金一代崛起的底层逻辑

挪威当前这批杰出的选手来自社会各个阶层，他们的成长环境也各有不同。以埃尔林·哈兰德和雅各布·英厄布里格森为例，这两位挪威最顶尖的选手在竞争最为激烈的体育项目中脱颖而出，站在了世界的顶峰。从体育的角度来看，他们在童年时期就备受关注。英厄布里格森从 8 岁开始便接受父亲的专业训练，而哈兰德的起步则更早。身为职业足球选手之子，哈兰德在英国出生，当时其父正在英格兰超级联赛效力。他 3 岁回到挪威，5 岁便加入了当地职业球队布莱恩足球俱乐部的青训体系。哈兰德的成长轨迹与英厄布里格森家族相似，都并不完全符合《儿童体育权利法》的规定。尽管挪威政府和挪威奥林匹克委员会致力于向年轻选手推广快乐、自主和非竞争性的体育理念，但这并未能阻止众多家长让孩子从小就踏上竞争激烈且往往缺乏乐趣的体育之路。毕竟，这是一个自由的国度。

在最受欢迎的运动项目中，尤其是足球，有些精英足球学院甚至会把年仅5岁的孩子当作职业球员来悉心栽培。当然，这样的现象并非挪威独有。欧洲几乎每一个主流足球俱乐部都设有专门针对5～16岁孩子的培养计划。挪威的这一计划之前并未受到太多关注，主要是因为其男子足球在国际赛场上的表现一直不尽如人意。然而，2020年哈兰德如维京战士般迅猛崛起于国际足球舞台，这一切开始发生改变。突然间，国际足球媒体对挪威投以前所未有的关注。

耐力固然是足球运动中不可或缺的一环，但值得注意的是，这并不意味着哈兰德从小就遵循了像英厄布里格森家族那样的挪威训练法。这位足球明星或许对“双阈值训练日”一无所知，也许只曾在实验室里匆匆一瞥乳酸测量仪，但这两位出生时间仅相隔59天，成长的地方也仅相距约18公里的选手却有着不容忽视的相似之处。他们都有要求严格的父亲，而哈兰德的父亲还曾是一名杰出的选手。两个家庭都充分利用了挪威的学术与体育资源，并在需要时寻求外部补充，且这样的补充并不在少数。许多年轻的挪威选手面临的旅行限制显然不适用于这两位耀眼的超级明星，他们在掌握运动基础技能后不久，便踏上了国际比赛的征程。

哈兰德在谈及自己与英厄布里格森的时候，特别指出了非比寻常的环境因素：全球最优秀的两位选手，在竞争最为激烈的两个运动项目中脱颖而出，居然来自同一个不起眼的小镇，而且还在同一时期共同成长。要知道，足球和1 500米跑是两个多么难的项目，若你期望自己的孩子成为世界顶尖选手，那这两个项目恐怕会排在你候选清单的最后。毕竟，世界上现今至少有10亿孩子怀揣着成为顶尖足球选手或跑步选手的梦想。射击、射箭、马术或任何其他门槛比较高、竞争没那么激烈的项目，提供了更多达到顶尖水平的机会。

铁人三项可能是一条通往世界级伟大成就的窄路，而挪威在这方面有一个值得研究的实例。尽管铁人三项的竞技圈子远小于跑步等运动，但这并未降低挪威在这一领域达到顶尖水平的可能性。它依然是一项全球性运动，有172个国家和地区设立了自己的铁人三项项目协会，挪威的协会便是其中的新晋者之一。

布鲁门费尔特和伊登在卑尔根这座城市的两个完全不同的区域长大，有时布鲁门费尔特成长的那个区域会讥笑伊登成长的那个区域为贫民窟。当然，无论是以什么标准而言，挪威都没有任何一个地方可以被称为“贫民窟”。布鲁门费尔特的家位于卑尔根市中心附近一个蓝领人群聚居的区域，这座城市被7座山包围，而伊登生活的乡村就位于其中一座山上，两位铁人三项选手有着不同的生活方式。然而，成长过程中的这些微小差异并未阻碍他们各自找到通往运动顶峰的路径，生活在挪威这样的国家，成功之路会稍显容易，如果能再有一个好的出身，那么成功会变得更加简单。

追求“挪威式生活”的竞技哲学

挪威训练法的核心就在于挪威的生活方式，两者都强调对身体和思想的全面关注，鼓励人们走到户外，保持独立，勇敢面对各种挑战。而这种理念并不仅限于耐力训练。除了足球巨星哈兰德，挪威选手在全球多项顶尖赛事中也屡获佳绩。比如，维克托·霍夫兰（Viktor Hovland）在高尔夫球领域长期稳坐世界前五的宝座，而马格努斯·卡尔森（Magnus Carlsen）则被誉为史上最伟大的国际象棋棋手。无论是身体方面还是思想方面，挪威的生活方式都孕育出了杰出的人才。

像布鲁门费尔特、伊登、英厄布里格森这样的挪威优秀选手，他们的训练计划与东非顶级跑者、比利时顶尖自行车手以及荷兰速度滑冰高手并无太大差异。在速度滑冰的赛场上，荷兰的佳绩甚至超越了挪威。谈及挪威、肯尼亚或荷兰选手的训练方法，其间的差异就如同极化训练与金字塔训练之间的微妙不同。然而，成功的关键或许并不仅仅在于模仿挪威人的训练方式，更在于学习他们的生活方式。

挪威选手（以及国际象棋大师）之所以能够迎来黄金一代，科学的贡献固然不可小觑，但更为重要的是他们深谙生活的艺术，这是挪威在过去百年间几乎完美诠释的精髓。联合国每年都会发布《人类发展指数》(*Human Development Index*)，根据各国公民的健康状况和财富水平对全球各个国家和地区进行排名。在2022年的榜单中，瑞士脱颖而出，荣登榜首，这一结果尤为引人注目，因为它终结了挪威连续14年稳坐第一宝座的辉煌纪录。倘若这份榜单能够直接映射到体育竞技的表现上，那么列支敦士登的选手们必将惊艳全球。但事实上，它真正揭示的，是培育出健康快乐儿童所必需的基石。剩下的就取决于出色的教练指导以及些许运气，特别是当合适的选手遇到了适合他们的运动项目时，正如克里斯蒂安·布鲁门费尔特的际遇那样。

THE NORWEGIAN METHOD

11

克里斯蒂安·布鲁门费尔特：“终结者”的不屈意志

别指望用脆弱的材料来铸就成功。

——《埃尔比加史诗》(*EYRBYGGJA SAGA*) ①

克里斯蒂安·布鲁门费尔特最令人惊奇之处在于，他并无特别出众的条件，至少身体条件颇为一般。他的肺活量和心脏比普通人大些，但在世界级选手中并不算出类拔萃。他身高 1.73 米，恰好处于全球成年男性的平均水准。他桶状的胸膛和相对较短的腿部，使得他的跑步姿势并不属于最优雅之列，但他所从事的运动项目并不需要艺术表现分。

若真要说布鲁门费尔特有什么超越常人的身体特质，那便是他那强健有

① 该著作以现实主义笔法记载了冰岛斯奈山半岛的殖民史，被称为“最像历史文献的萨迦”。这句航海隐喻既反映了维京时代“船材决定航程”的生存法则，也暗喻社会治理中资源储备的重要性：1281 年冰岛大饥荒期间，恰是斯奈山半岛因完备物资储备而存活率最高。——编者注

力的双腿，正是双腿让他在铁人三项的历史上，乃至所有耐力运动中，创下了最耀眼的 5 年战绩。对于一个长时间进行有氧训练的人来说，他双腿肌肉的发达程度并不常见。在比赛的最后阶段，他的双腿能迅速发力冲刺，部分要归功于他在前两项比赛中相对轻松的表现。布鲁门费尔特的双腿，与其说是铁人三项冠军的腿，不如说更像是环法自行车手的腿。

在比赛尾声所展现的那股冲刺力量，究竟源于布鲁门费尔特内心的觉醒，还是他强健有力的双腿，抑或是这两者的完美结合？最终正是这股力量让布鲁门费尔特成了挪威训练法打造出来的完美选手。他面临的最大挑战其实是他自己，因此他需要比大多数人更懂得自我约束。然而，在他认为重要的生活领域，自我克制并非他的强项。

从不墨守成规，总是寻求突破

这样一个来自卑尔根却对故乡无甚感情的孩子，如何迅速崛起，成为史上杰出的游泳、自行车和跑步选手？这其中当然有运气的成分，也有偶然的因素。但若按挪威的标准来看，他的成长轨迹并无异常。与埃尔林·哈兰德或雅各布·英厄布里格森不同，他并非自幼就被父母引导走向精英选手之路。他的家人，包括父母和两个姐姐，都对体育并无太多热情。甚至他的父亲在他童年时期长期吸烟，这在挪威男性中仍属常见。但和几乎所有挪威人一样，他刚学会走路，就把滑雪和徒步当成了日常生活的一部分。

布鲁门费尔特最早体验到的竞争发生在游泳池中。11 岁时，游泳已经深入他的生活，只要一出水，他心里想的就是下次再入水的时候如何赢得比赛。然而，他面临着一个问题：他普通的体格在水中显得力不从心。如果你看过奥运会的任何一次游泳接力颁奖仪式，或许会注意到领奖台上那 12 名身高超过 1.80 米的壮汉。对于布鲁门费尔特来说，成为世界顶尖的游泳选手的梦想似乎遥不可及，尤其是他来自一个历史上仅诞生过一位世界级游泳选手的国家。

在挪威，青少年体育培训通常更为全面，游泳项目也是如此。布鲁门费尔特童年的教练常安排户外跑步训练，这不仅是为了交叉训练，也是为了让布鲁门费尔特在紧张的泳池训练之余能得到放松。在泳池里，他和同龄的队友们水平相当；但到了陆地上，他总能轻松超越他们。布鲁门费尔特再次体会到了胜利的喜悦，这激发了他对跑步的浓厚兴趣。在他12岁那年，教练为他报名参加了当地的一场10公里赛事。当他以36分钟的成绩冲过终点时，很显然这个看似不像跑步选手的孩子确实在这方面拥有不俗的天赋，或许值得进一步挖掘。

这便是命运的玄妙之处。试想一下，历史上足球天赋最高的人可能从未接触过足球，又或者那个有潜力成为史上最伟大的冰球选手的孩子，却从未有机会穿上冰鞋。更有可能的是，某个本可以成为世界上最顶尖铁人三项选手的人，却从未涉足这项运动，因为铁人三项的入门门槛相对较高。巧合的是，某个夏天，就在他刚刚发现自己的游泳和跑步都颇为出色之后不久，邻近村庄宣布将举办一场铁人三项赛事，这是挪威西南部地区的首场铁人三项比赛。

当时刚满14岁的布鲁门费尔特是参赛的32名选手中年纪最小的。他的对手并非精英选手，因为他们和他一样，都是首次参加铁人三项比赛，对如何换项并不了解。然而，布鲁门费尔特依然在众多成年男性选手中脱颖而出，遥遥领先于另外31名竞争者，以至于在他冲过终点线的照片中，其他选手都未入镜。

把生活打造成训练基地

在卑尔根这座小城，一个14岁少年在铁人三项这样的高强度赛事中击败众多成年人的消息很快便传遍了全城。幸运的是，这一消息引起了罗杰·耶尔斯维克的注意，他当时负责为卑尔根的特尔特内斯体育学院招募人才。这对布鲁门费尔特、挪威以及耐力运动史而言，都是一个重要的时刻。唯一的问题是，和当时挪威的其他体育学院一样，特尔特内斯体育学院并没有设立铁人三项训练项目，挪威那时甚至连一个奥林匹克铁人三项协会都没有。但是，面对一个尚未接受专业训练就在这个项目上超越成年人的 14 岁少年，这样的机会实在太过难得。因此，他们决定设立铁人三项项目，最终发展到成立了一个完整的协会，而这一切都源于布鲁门费尔特的出现。

“在布鲁门费尔特身上，我们并未发现什么突出的体能特质。”耶尔斯维克在办公室向我坦言。当时我正在向他探询布鲁门费尔特在生理上有何过人之处，促使他能够脱颖而出。显然，耶尔斯维克在布鲁门费尔特年幼时就已察觉到了他的不凡。“他的思维方式与众不同，”耶尔斯维克指着自己的太阳穴说道，“当然，肺活量大和体能好确实有优势，但他身上有一种与生俱来的特质，那是无法通过学习获得的，这是流淌在他血液中的东西。他是个维京人。”

我询问耶尔斯维克他所说的“维京人”究竟意指何种品质，是指维京人的坚韧精神，还是更侧重于布鲁门费尔特的血统和来自祖先的遗传信息。令我讶异的是，他说这两点都有，但后者更为重要。随后，耶尔斯维克开始讲述卑尔根的历史，当时我对这方面的知识知之甚少。他描述了卑尔根在维京时代及之后是如何演变为一个文化和种族的交汇点的。他解释说，这正是卑尔根人与奥斯陆及挪威其他地区居民外貌差异显著的原因。耶尔斯维克补充说：“我想，我们这些人的血统更为混杂。但布鲁门费尔特不同，我第一次见到他时就说：‘这是个血统纯正的维京人。’”

这或许只是耶尔斯维克个人的情感投射，毕竟他对自己的故乡及故乡培养出的选手感到非常骄傲自豪。而布鲁门费尔特对自己的家族背景了解不多，只知道祖先大多是挪威人。大多数挪威人对于维京历史的兴趣，并不像许多其他西方人那样浓厚。即便布鲁门费尔特注意到了这一现象，他个人却并不觉得身为选手的自己在血统方面有何优势。在耶尔斯维克看来，布鲁门费尔特之所以能在选手中脱颖而出，主要在于他独特的思维方式。他那坚持不懈的性格与铁人三项运动以及挪威训练法高度契合，因为这两者都需要关注诸多细节。即便是在休息或无须训练的时刻，他也会观看铁人三项相关的视频或收听相关的播客。与一些选手避免阅读社交媒体上关于自己的评论不同，布鲁门费尔特恰恰相反。他会关注所有的好评与差评（尽管差评并不多），并以此为动力。

正是布鲁门费尔特的这份执着将铁人三项的生活方式推向了新的高度。他并不是将铁人三项融入日常生活，而是打造出了一个纯粹的铁人三项的生活方式，就目前而言，这是一个纯粹的以自行车为核心的生活方式。他的生活本质上就是一个训练营，大部分时间都在法国的丰罗默或西班牙的内华达山脉度过。在最近两届奥运会间隔的三年时间里，他估算自己每年平均仅在卑尔根居住三周，他觉得这个时长对他而言正合适。他坦言，他并不特别喜欢他成长的城市，觉得它略显沉闷，天气也常常不尽如人意。从 17 岁到 30 岁，他一直在旅途中寻找灵感，前往那些更能激发他的地方。简而言之，异地的训练和比赛更合他意，这已成为他当下唯一的追求。他还补充说，西班牙和法国的美食也更胜一筹。

在红牛和德士古等赞助商的大力支持下，布鲁门费尔特或许已成为铁人三项历史上同年龄段收入最高的选手。然而，你若造访他鲜少回去的那间在卑尔根的公寓，却难以从中窥见丝毫奢华。他的住所简约而朴素，低楼层被改造成一个自行车与跑步训练室，可用塑料玻璃封闭，便于进行热身训练。墙上唯一的装饰是布鲁门费尔特在短暂归家期间随手挂上的奖牌和奖牌匾。

那些举足轻重的奖项，包括奥运会金牌以及布鲁门费尔特与伊登在铁人三项世界锦标赛中获得的大型夏威夷碗，都被他安放在泳池边。每当他在家时，大部分时间都会在泳池里度过。这些时光对他来说总是难得的轻松时刻，其间他可以缩减跑步与骑车的训练量，但在游泳方面丝毫不敢懈怠。在每年冬天的两周“休赛期”里，他通过游泳来保持身体的敏锐度。对于自幼便与水为伴的他而言，水中训练几乎不会成为负担。

凡事会产生怎样的后果是布鲁门费尔特常常要去思考的问题，也正是这种习惯，使得他独特的训练方法与他的个性实现了高度的契合。奥拉夫教练经常强调这一概念：每当他的选手想要参加某场比赛或是对训练计划稍作调整以适应铁人三项之外的个人生活时，他总会提醒他们，每一次妥协都可能带来长远影响。布鲁门费尔特并不需要过多提醒，也不会轻易做出妥协。他表示，未来他可能会想要一个家庭和一块属于自己的土地，地点也许在法国或西班牙。然而目前，他既不打算约会，也不考虑伴侣可能带来的情感和财务压力。在实现这些生活目标之前，他还有更重要的目标需要完成。

失败更痛苦

人们常说，伟大的冠军往往更惧怕失败。布鲁门费尔特的个人座右铭“失败更痛苦”（It hurts more to lose）被印在定制T恤和其他装备上，他的自行车车架上也贴着这句话。他是在2016年里约热内卢奥运会后开始使用这个口号的。当时，年仅22岁的他世界排名在25名之外，除了他自己，没有人认为他能争夺奖牌。在奥运会开幕式前几周，他在斯德哥尔摩举行的世界铁人三项系列赛上取得了第6名的成绩，这或许让他信心倍增。然而，他自己也清楚，与英国的布朗利兄弟阿利斯泰尔和乔纳森相比，他并无竞争优势。因此，他制定的策略是不惜一切代价在游泳项目上跟住领先集团，在自行车项目上裹在领先集团中以节省体力，最后在跑步环节超越除布朗利兄弟的其他选手，去争夺兄弟二人留给外人的唯一一块铜牌。

当然，在最高水平的铁人三项比赛中，每个选手都希望留在领先集团，但真正能做到的寥寥无几。科帕卡巴纳海滩汹涌的波涛使55名参赛选手迅速分散，布鲁门费尔特发现自己落在了后面，比领先集团晚出水 15 秒。他此时还相信，自己有机会在 8 圈共 38.48 公里的自行车赛段的开始阶段追上领先集团，缩小差距。然而，领先的选手们开始协同作战，逐渐拉开了与追逐者的距离，布鲁门费尔特无助地看着领先集团越来越远，第二次换项时，他已经失去了竞争奖牌的机会。尽管如此，从他跑步时的激进姿态来看，你并不觉得他已放弃竞争。在 10 公里赛跑中，他超越了 8 名选手，最终以第 13 名的成绩完赛，这个成绩其实相当不错。

如果换成其他选手，这样的成绩或许值得庆祝，至少也会欣然接受。尽管布鲁门费尔特在奥运会上的表现超出了他的世界排名，且他的职业生涯还很长，但布鲁门费尔特回家时却近乎崩溃。在接下来的几个月里，他不断地折磨自己，不断在脑海中重现比赛时的场景，特别是在游泳项目上被领先集团甩开的关键时刻。唯一的慰藉是，他终于明白了，在未来为赢得比赛而做出的任何牺牲，都不可能比输掉比赛更痛苦。他不仅是输掉了比赛，而且一共输给了 12 个人，其中 10 个人的名字不是布朗利，而这 10 个人是他相信自己可以在比赛那天击败的人。

“人们总是好奇，我在比赛中如何能发挥出如此巨大的潜力，”布鲁门费尔特说，“我的回答总是，**未能获胜的痛苦，或者认为自己本可以做得更好的遗憾，正是这种痛苦驱使我在比赛中奋力拼搏**。我或许将在接下来的 10 ～ 15 分钟内经历巨大的痛苦，但比起我选择逃避，在未来数日、数周乃至数月里所要承受的沮丧，这点痛苦根本不算什么。”

在推迟至 2021 年举行的东京奥运会上，布鲁门费尔特确实兑现了自己的诺言。他将自己推至超乎常人的痛苦极限，从而赢得了一枚金牌，并吸引了大量新粉丝。他们被这位胸怀宽广、头发稀疏的北欧人展现出的直观魅力所打动。在比赛的最后一圈，他身着被汗水浸透、隐约透出里面蓝色泳裤的白色赛服，从一群优雅却面无表情、仿佛长腿猎犬般的选手中脱颖而出。他的脸庞扭曲得如同一个蹩脚的演员，仿佛在表演被狼蛛啃食的痛苦。尽管布鲁门费尔特可能拥有其他种种优势，如高海拔训练、热量训练、乳酸测试等，但普通电视观众在看到他痛苦的冲刺后，仍会得出结论：他之所以获胜，靠的是他头脑中的坚韧与毅力，而非仅仅是身体上的优势。

在各个距离上不断刷新纪录

如果说布鲁门费尔特在他的第一次奥运会上领悟到了失败的痛苦，那么在第二次奥运会上，他便学会了如何通过胜利来疗愈这种痛苦。而在他的第二次和第三次奥运会之间，他确实赢得了大量的胜利。在他落败时，大多数都是输给了同胞古斯塔夫・伊登，这或许让他感到不那么痛苦。但若没有布鲁门费尔特的存在，伊登的胜利也会失去意义；同样地，如果没有好友兼训练伙伴伊登的支持，布鲁门费尔特也无法获得世界冠军。

在这史上最短的三年奥运周期中，布鲁门费尔特赢得了一次奥运距离世界系列赛冠军；那之后 8 个月，他在犹他州圣乔治举行的铁人三项世界锦标赛上首次夺冠；次年，他又在相同的赛道上获得了铁人 70.3 世锦赛冠军。在短短三年内，布鲁门费尔特成功地在铁人三项的三个主要距离上夺得了世界冠军，这一成就已经超越了铁人三项运动创立以来的常规认知。

当一个人实现了看似不可能的目标后，他总会寻找新的、更具挑战性的任务，因为只有这样做，才能持续满足内心的那份追求和渴望。布鲁门费尔特在 2022 年圣乔治铁人世锦赛上夺冠，并在科纳取得了第三名的好成绩后，开启了一个名为"sub-7"（"破 7"）的项目，看看在取消了自行车跟随限制以及其他设备限制的情况下，是否能在 7 小时之内完成 140.6 英里的铁人三项赛程。在骑行和跑步部分，布鲁门费尔特分别得到了职业自行车手和世界级马拉松选手的协助，这样一来，sub-7 项目简直太容易了。在德国的德凯劳西茨赛道上，他以 6 小时 46 分的时间完成了整个赛程，这一成绩比他 2021 年在科苏梅尔岛创下的 7 小时 21 分的铁人三项世界纪录还要快将近 36

分钟。

重返奥运标准铁人三项并在 2024 年巴黎奥运会上卫冕，对布鲁门费尔特来说有着双重吸引力：一是从未有人尝试过像他这样在不同距离上都有所建树，同时拥有该运动的几乎所有重要头衔；二是放弃卫冕的机会对他来说根本是不可能的。他对奥运会的崇高精神怀有深深的敬意，深知即使面临困境也应全力以赴、坚持到底，绝不轻言放弃。

巴黎奥运会，职业生涯的重要转折点

尽管最终的比赛结果是布鲁门费尔特职业生涯中最令人失望的，但他的奋斗精神依然令人敬佩。他深知，在长达三年的长距离赛事称霸之后，想要在奥运距离的铁人三项项目上再次登上巅峰，将比以往任何挑战都更为艰难。但他未曾预料到，自己离目标竟会如此遥远。

在塞纳河里经历了混乱的游泳赛段后，布鲁门费尔特在自行车赛段中成为掌控者。他轻松地带领追逐集团追上了领先集团，然后在队伍最前方控制配速，偶尔还会指挥身后的选手上前领骑。他早已经不再是 2016 年里约热内卢奥运会上那个最年轻、最缺乏经验的选手了。

然而，比赛的结果却与 2016 年相似。在巴黎的赛场上，英国选手亚历克斯·余（Alex Yee）和新西兰选手海登·怀尔德（Hayden Wilde）在跑步项目中脱颖而出。他们从转换区出来后，迅速锁定了冠军和亚军的位置。最终，余在最后一秒以戏剧性的方式反超了怀尔德，夺得了金牌。而布鲁门费尔特依然希望冲击仅剩的那块铜牌，他奋力奔跑，紧追铜牌的觊觎者们，可惜在最后一圈时力不从心，最终在亚历山大三世桥上以第 12 名的成绩冲线。

与 2016 年奥运首秀的第 13 名相比，布鲁门费尔特在巴黎的失望更多，但他已不再似当年那般沮丧。追求遥不可及的目标虽充满诱惑，但也伴随着失败的风险。在他的运动生涯中，唯一的解决办法就是迅速转向下一个看似不可能完成的挑战。

在 2024 年巴黎奥运会前夕，奥拉夫宣布他和布鲁门费尔特可能在 2025 年转战职业自行车赛，并期望在 2028 年“赢得比赛领骑衫”。这一消息引发了预期中的反响，这个想法被人嘲笑为不切实际，批评者认为布鲁门费尔特是在“自毁有史以来最伟大的铁人三项生涯”，并追求“一个不会成功的遥远梦想”。

但这些质疑与嘲讽反而成了奥拉夫和布鲁门费尔特前进的动力。尽管他们在 2024 年巴黎奥运会后重新评估了目标，并宣布可能在 2028 年再次冲击铁人三项金牌，但他们心中的火焰从未熄灭。转向自行车运动，可能意味着要舍弃成为铁人三项历史传奇的机会，这是一个需要深思熟虑的决定。无论布鲁门费尔特在他运动生涯的尾声选择何种道路，那都可能是只有他和他的教练认为可行的选项。

12

古斯塔夫·伊登：“开心果”的王者之心

人的后背是脆弱的，唯有兄弟相助才能坚强。

——《格雷蒂尔史诗》(*GRETTIR'S SAGA*)[1]

除了深思熟虑每个行动的潜在影响，这位挪威的知名铁人三项世界冠军与他的训练搭档及密友在性格上截然不同。他们分别位于内向与外向的两端，而这或许正是他们创造出近年来最为成功的训练微文化之一的关键因素。不能随意将不同性格的人组合在一起，期望他们能自然而然地相互促进。化学反应不可强求，而这种无形的契合在耐力运动的训练伙伴中实属罕见。

① 这部 13 世纪冰岛萨迦文学杰作以悲剧英雄格雷蒂尔为核心，讲述了一位因诅咒而力大无穷却被社会放逐的战士的故事。该引语精准凝练了北欧中世纪社会的两大核心观念：血亲防御体系和命运共同体意识。——编者注

他们之间是一种非同一般的关系。奥拉夫·亚历山大·布在某种程度上就像是两位挚友的慈父，他们的亲密程度胜过很多亲兄弟，而年轻3个月的“小弟”无疑是三人组中的活跃分子。每当布鲁门费尔特和奥拉夫安心静坐进入沉思时，伊登总会用笑话、欢笑声和对世界的独到见解，为每次小憩或旅途中的沉闷时刻增添色彩。他难以享受静谧，说不定会是个出色的单口喜剧演员。

在卑尔根的一次游泳训练中，两位世界冠军与一群崭露头角的挪威铁人三项选手共同训练，这是难得的机会。伊登在每个100米的短暂间歇里，都会对朋友们开些玩笑。他的玩笑既机智又风趣，常逗得大家捧腹大笑而不觉冒犯。某次间歇时，他对本身就是全球顶尖铁人三项选手之一的卡斯珀·斯托内斯（Casper Stornes）调侃道：“你永远无法成为世界冠军，因为你有个稳定的女友。”几组训练之后，他又有了新的想法，他说自己打算抢先买下斯托内斯和女友看中的那栋房子。他对斯托内斯解释说，作为世界冠军，自己财力雄厚，甚至愿意出高于市场价的价格，只为阻止斯托内斯和女友一起买房，因为这会影响斯托内斯赢得世界冠军。

游泳训练结束后，我花了半小时采访伊登，问了一些关于布鲁门费尔特的问题，目的是为布鲁门费尔特的赞助商撰写一篇专题报道。伊登对此兴致勃勃，借这半小时的采访机会，他不断拿布鲁门费尔特打趣。他继续谈及女友话题，说自己如果没有女友就会觉得生活乏味，而布鲁门费尔特在女性面前总是显得笨拙，他的女友只能自己照顾自己。

伊登主动询问我是否会采访其他选手以了解布鲁门费尔特，我表示有意与斯托内斯交流，毕竟布鲁门费尔特曾对他有所指导。随后，伊登教了我一个挪威语单词，他说这是斯托内斯的绰号，并建议我这样称呼他。我信以为真，在我前往拜会斯托内斯的途中几小时里，我反复练习那个词。当我见到斯托内斯并脱口而出那个单词时，他摇了摇头骂了一句：“该死的伊登。”几秒钟后我才恍然大悟，我竟然把这位世界顶级的铁人三项选手称为“娘娘腔脸”。

别具一格的天赋型选手

能达到伊登这样水平的选手，还能保持那份从容不迫的态度，实属罕见。这种态度与时刻处于紧张状态的布鲁门费尔特形成了鲜明对比，却也使得他们之间的关系更加和谐。两人不仅在性格上有所差异，就连生理特征也大相径庭。这或许正是奥拉夫能够针对他们各自的特点进行个性化训练的关键所在。

除了拥有共同的教练团队，他们的童年经历也有相似之处：伊登同样拥有一个哥哥和一个姐姐。通常，家中最小的孩子会为了追赶那些更年长、速度更快、力量更强的兄姐而激发出强烈的竞争意识。在父母对孩子精英体育培养的投入程度上，伊登的情况可谓中规中矩。与布鲁门费尔特不同，伊登的父母在他小时候并未刻意推动他从事体育运动；他也不像雅各布·英厄布里格森那样，从 8 岁起就被当作精英选手来培养。值得一提的是，他的父亲是一位骑行爱好者，还是镇上最大的自行车俱乐部的教练。当伊登学会骑车时，他的哥哥姐姐已经在俱乐部里驰骋，而住在城郊乡村的他，很快就迷上了骑行的生活。

伊登在跑步上也颇具天赋，课间休息或踢足球时，他总能轻松超越学校里的其他孩子。他自知速度非凡，但自小就听闻跑步会损耗骑行的腿部力量，而且在 21 世纪初，铁人三项在挪威还鲜为人知。伊登在 13 岁时，和许多步入青春期的孩子一样，已经对儿时的骑行爱好渐失兴趣，觉得与亲人一起骑行变得乏味。他更愿意和同龄人一起奔跑，享受超越他们的快感。16 岁那年，伊登在世界青年越野锦标赛上获得金牌，并受邀参加挪威新成立的铁人三项国家队选拔赛，当时队里仅有克里斯蒂安·布鲁门费尔特一名成员。

然而，伊登不得不再等一年才能加入特尔特内斯体育学院和新的挪威铁人三项队，因为有人指出他的游泳水平太差了，难以达到国际竞赛的标准。这种动力加上 12 个月的时间，足以让他掌握相对熟练的游泳技巧，从而顺利通过第二年的入学审核开始训练。他在游泳方面的进步速度与几年前在跑步上的提升相仿，这得益于马德森博士的指导以及那处位置便利、设施完备的游泳池。自从他加入布鲁门费尔特的团队，两人在铁人三项训练中便形成了默契的搭档关系。布鲁门费尔特能在游泳方面给予伊登很多指导，而伊登则凭借近十年的自行车比赛经验为搭档提供帮助。至于跑步，两人都在青少年时期就展现出了世界级的速度，因此在这方面他们可以说是旗鼓相当。

然而，布鲁门费尔特在游泳方面有着十年的领先优势，这使得伊登在短时间内难以迎头赶上。通常，顶级选手会在 15 ～ 19 岁时参加世界铁人三项系列赛的青年组比赛，随后再晋升到 23 岁以下组别或精英组的竞技中。布鲁门费尔特只在 16 岁时以青少年选手的身份参赛过一年，便显露出进军精英级别的潜力。他的飞速进步，很大程度上得益于他之前的游泳基础。相比之下，伊登则需要更多耐心，他在青年组多磨炼了两年，同时每周有 6 天坚持在泳池训练，以提升自己的游泳水平，达到顶级竞赛的要求。

2012 年，伊登在荷兰举办的青少年世界杯上首次代表国家出战，在 70 名选手中排名第 33 位。对于一个在自行车和跑步比赛中屡获胜利的孩子来说，这样的成绩无疑是一次惭愧的经历。唯一让他稍感安慰的是，他比哥哥米卡尔快了将近 1 分钟。不过，伊登这次充分暴露出了游泳的短板，即便是游得较慢、体型也更大的哥哥也游得不错。在那场比赛排名前 40 名的选手中，只有伊登一个人的 750 米游泳用时超过了 10 分钟，他的成绩是 10 分 26 秒，而获得第 3 名并且在比赛中位于领先集团率先出水的布鲁门费尔特仅用时 9 分 13 秒。

在卑尔根的泳池里与布鲁门费尔特一同挥臂，以及在奥斯特韦特的家庭俱乐部历经两年的锤炼后，伊登的游泳成绩提升了 39 秒。这一飞跃使他能够凭借自行车上的强劲力量赶上领先集团，最终获得铜牌。再经过一年的不懈奋斗，他的游泳能力充分解锁。在2015年的霍尔滕赛场上，伊登以9分09秒的成绩率先出水，甚至超越了布鲁门费尔特在2012年创下的纪录，从而赢得了自己的首个国际赛事冠军。至此，外界对伊登游泳实力的质疑烟消云散，他与他的训练搭档一同跻身精英选手行列的时机已经成熟。

难以割舍的卑尔根情怀

和许多卑尔根人一样，伊登对自己的故乡满怀骄傲，每当他从世界各地的比赛中归来，都会尽可能多地回到这片土地。尽管职业竞技之路充满挑战，但他的天性中仍保留着那份顽皮的纯真。这也许与他家乡的7座山有关，他在其中一座山中成长，在乡村的怀抱中，日子总是更加明媚，骑行的条件也更为优越。卑尔根本身便是一处胜景，其古老的港口更是被联合国教科文组织列入了世界遗产名录。但有些时候，即便你坐在港口中心，连续数天甚至数周的云雾也可能遮住你的视线，让你无法一睹那些被联合国教科文组织赞誉的绚丽建筑。这里不是地球上阳光最灿烂的地方，当然也并非适合所有人。

这里却最适合伊登，他每年住在卑尔根的时间会略微多于不在卑尔根的时间，因为他珍惜并且看重前往世界各地参加训练营的机会，但即便身在他乡，他仍能以布鲁门费尔特所不及的方式展现出家乡的精神。在斯堪的纳维亚，有一种名为"hygge"的情感，这个词虽源自丹麦，但瑞典人和挪威人也经常使用。它指的是对于周围环境与日常生活的满足，也折射出挪威人谦逊内敛的特质，他们更倾向于表达自己内心的满足。这种满足并非单纯的快乐，亦非外在的炫耀，而是一种平和的内心享受。

然而，在卑尔根，hygge的氛围并没有那么浓厚，甚至有人视卑尔根为斯堪的纳维亚的异类。奥斯陆、哥本哈根和斯德哥尔摩这三个主要城市相距不远，文化上也有诸多共通之处。然而卑尔根却独树一帜，这里的居民也多有特色。

“我们总说，我们首先是卑尔根人，然后才是挪威人。”伊登认真地说道。在卑尔根的足球俱乐部SK布兰的赛场上，挪威国旗与卑尔根市旗并肩高扬，彰显着他们对这座城市的热爱与自豪。他们甚至带着些许自嘲的幽默：“我们的足球俱乐部表现不佳，常常只能在挪威的二级联赛中徘徊。作为全国第二大城市，这确实有点尴尬。但我们依然坚信，只要给SK布兰一个机会，它就有能力击败世界上任何一支足球俱乐部。虽然这听起来有些不切实际，但我们内心深处确实有这样一股莫名的自信。”

从玩世不恭到世界冠军

正是这种深植内心的信念，让伊登在2019年法国尼斯铁人70.3世锦赛上大放异彩。当时年仅23岁的他，仅参加过3次铁人三项70.3比赛，便在蔚蓝的海岸以3小时52分的成绩，从默默无闻的选手一跃成为世界冠军。那场比赛的亚军是两届奥运会金牌得主英国选手阿利斯泰尔·布朗利，他比伊登慢了整整3分钟，而布鲁门费尔特则以近7分钟的差距位列第四。伊登以压倒性优势战胜了连续两届奥运会金牌得主以及另一位即将以统治级表现赢得奥运会金牌的选手。在更具挑战性的赛道和更长的赛程上，奥运冠军们纷纷败给了伊登。

伊登赢得世界冠军的消息竟然还在中国台湾成了大新闻，这更加凸显出他古灵精怪的特点。事情是这样的，在法国夺冠的几个月前，伊登在日本参加训练营。某次路跑训练时，他在路边发现了一顶蓝色帽子，上面绣着黄色的图案。他拾起帽子，但看不懂上面的文字，他只能确定那不是日文，于是戴上帽子继续跑步。[①] 他很喜欢帽子的设计，戴着跑步也十分舒适，在法国

① 伊登帽子上的字样是“埔鹽順澤宮”，这是中国台湾彰化县一座寺庙的名称。——译者注

比赛那天也戴着它。夺冠后的几天，他接到了中国台湾记者的电话，对方询问关于这顶特殊帽子的故事。这时他才知道，原来这顶帽子来自中国台湾的一座著名寺庙。他向记者表示，这顶帽子是他的“幸运帽”，那之后，他在中国台湾人气大增。自2019年起，他每次参加比赛都会佩戴这款帽子的某个版本，尽管最初的那顶帽子在2021年犹他州举行的铁人70.3世锦赛后离奇失踪了。当时，铁人三项赛的一名工作人员要求他在接受采访时摘下帽子，他照办了，那也是那顶帽子最后一次露面。在卑尔根的游泳池，一个帽子替代品与世界锦标赛奖杯一同陈列展出。同时，那座寺庙很乐意在他需要时寄送替代品，甚至专门为他制作了更适合跑步的版本。这无疑是体育界最独特的赞助之一，伊登除了收获免费的帽子和些许运气，并无其他实质性回报。

命运的残酷转折

伊登在23岁时便轻松获得了自己的首个世界冠军，一路走来似乎都是风平浪静。即便是2020年新冠疫情的肆虐，也未能阻挡伊登继续崛起。在那年唯一的大型铁人三项赛事挑战家族系列赛[①]戴托纳站，他勇夺桂冠。紧接着，在2021年东京奥运会上，他取得了第7名的佳绩。虽然未能与好友并肩站在领奖台上分享荣誉，但考虑到他更擅长长距离项目，能够跻身前十已属不易。东京赛事落幕仅6周后，他就在圣乔治摘得了第二个世界冠军，而他的好友布鲁门费尔特由于在自行车赛段中表现欠佳，最终成绩位居下游。两个月后，在佛罗里达州的首场全程铁人三项比赛中，伊登以2小时34分50秒的优异成绩完成了马拉松赛段，创下了当时铁人三项马拉松的最快纪录。

随着2022年的到来，似乎一切都在朝着完美的方向发展。伊登甚至看

① 挑战家族（Challenge Family）系列赛是铁人系列赛之外的另一个全球范围的铁人三项赛事。——译者注

到了一年之中两次获得铁人世锦赛冠军的绝佳机会：本应于 2021 年在科纳举行的世锦赛被延期到 2022 年 5 月在圣乔治举办，而 2022 年 9 月的世锦赛仍将如期在科纳进行。伊登参加过在圣乔治举办的比赛，那里的骑行和跑步赛段都在连绵不断的山坡地带，这是他最擅长的地形，而且他还刚在此斩获第二座世锦赛奖杯。这就像是为他量身定做的运动生涯巅峰的一年。然而，就在他全心投入训练营的时候，父母打来的电话带来了沉重的消息：他的母亲被诊断出转移性乳腺癌，而且已经是晚期。在接下来的一年里，她将接受多次治疗和手术。尽管如此，她不希望自己的病情影响到儿子的职业规划，她坚定地表示，希望伊登能够更加努力地追求他的梦想。

伊登也确实不负母亲的期望。2022 年，他深受母亲与病魔斗争及健康状况恶化的影响，这既让他心情沉重，也成为他前进的动力。他从这些复杂的情感中汲取了力量，让那一年的训练几近完美。然而，他自身的疾病迫使他放弃了当年的第一场铁人世锦赛。在圣乔治，他只能作为旁观者，看着朋友再次夺得一项大赛的桂冠。他深知自己的状态与布鲁门费尔特不相上下，甚至可能更胜一筹，这种认知让他感到失落。这本应是伊登的囊中之物，但他想，也许布鲁门费尔特更需要这场胜利。

“我觉得对布鲁门费尔特而言，赢得比赛就是他的一切，但对我来说并非如此，”伊登坦言，“布鲁门费尔特非常在乎第一个冲过终点线，我可能有些不一样。即使在一场比赛中没有赢，我也能保持开心或平静，但我觉得他可能做不到这一点。”

其实，当胜利承载着更深远的意义时，伊登也会像布鲁门费尔特一样，尽情享受胜利的喜悦。26 岁那年，他意识到，当大炮的轰鸣声在科纳赛场的起点响起，他跳入水中的那一刻，很可能是他的母亲在生命的最后时刻在体育界最大的竞技舞台上看到的儿子的最后一场比赛了。在比赛前夕，资深铁人三项记者鲍勃 · 巴比特（Bob Babbitt）采访了众多顶尖选手，只有伊登显得从容而坚定，同时洋溢着激情和自信。

“那么，你明天的比赛目标是什么呢？”在20分钟的采访临近结束时，巴比特随口问道。

“这还不明显吗？”伊登耸了耸肩。

如果在伊登回答这个问题时，他的野心还不够明显，那么在第二天的早晨，一切都变得清晰明了了。伊登完成了一场堪称该运动有史以来近乎完美的冠军级铁人三项比赛。他全神贯注于智胜对手，在游泳项目中收敛锋芒，选择在19人领先集团的后方保存体力。进入自行车阶段，选手们始终紧咬不放，这对伊登而言反而是一种优势。因为他曾向巴比特透露，自己在高度策略性的比赛中表现最为出色，胜利终将属于做出最佳决策的人。由于伊登的明智决策，他以恰到好处的体力消耗，与最大的竞争对手布鲁门费尔特一同进入了马拉松环节，此时他们比法国的萨姆·莱德洛（Sam Laidlow）慢6分钟，而后者在创造自行车赛道纪录时消耗了过多体力。

紧随其后的是澳大利亚选手马克斯·纽曼（Max Neumann），他最终在这场比赛中获得了第4名。两名挪威选手并肩奔跑，以每公里3分40秒的稳定配速逐渐缩小与莱德洛的差距。在30公里时，布鲁门费尔特终于透支了体力，无法再继续保持配速。伊登敏锐地察觉到了这一信号，他轻松地甩开了这位实力不济的训练伙伴，并在接下来的5公里成功追上了莱德洛。而在他们身后，布鲁门费尔特正竭尽全力抵挡着纽曼的顽强追击。当无法避免的超越终于发生时，伊登友善地拍了拍莱德洛的肩膀，这位法国人向这位北欧人伸出了手，伊登拍了一下，之后便冲向了人生中最大的胜利。在铁人三项的传奇赛道上，伊登创下了7小时40分24秒的新纪录，这一成绩曾被前几代铁人三项冠军认为是不可能达到的时间。

重返赛场，重拾热爱的生活方式

值得一提的是，伊登打破的是德国选手简·弗罗德诺（Jan Frodeno）的纪录，后者被誉为史上最伟大的男子铁人三项选手，也是首位同时获得奥运会和铁人世锦赛冠军的选手。在长距离比赛中屡获成功后，伊登做出了一个看似荒谬的决定，那就是重返短距离比赛并力争参加 2024 年巴黎奥运会，而弗罗德诺的传奇故事正是激励他的原因之一。与布鲁门费尔特不同，伊登并没有奥运奖牌需要捍卫，而这恰恰也是问题的一部分。尽管他打破了弗罗德诺在科纳创下的纪录，这是铁人三项运动中最辉煌的纪录之一，但他来自一个极其看重奥运奖牌的国家。自他小时候骑自行车起，获得奥运奖牌便是他的梦想。他深知机会渺茫，且在重新投入奥运距离铁人三项训练的两年中，他很可能会错失多个获得长距离比赛世界冠军的机会，这同时可能意味着损失数百万美元的奖金和赞助。

然而，伊登从未以这种方式看待问题。如果他与他的朋友还有共通之处，那便是他们都认为金钱并非动力源泉，而是胜利后的自然回馈。对于布鲁门费尔特而言，金钱不过是他对胜利的执着追求与连连获胜后的附属品；至于伊登，比赛对他而言更像是对自幼便深爱的运动过程的一种坚守。伊登每周都力求进步，不断深入了解自我与运动本身。正是这种过程至上的心态，助他熬过了职业生涯中那段最艰难的时光，那是在他创下科纳纪录的胜利之后。2023 年，跟腱伤势的反复折磨，加之母亲的离世，迫使伊登暂别赛场，缩减了跑步训练。然而，当他重返赛场，重拾热爱的生活方式时，奥拉夫发现，伊登已比以往任何时候都更显成熟与强大。即使 2024 年巴黎奥运会的参赛资格被维特勒·伯格斯维克·索恩（Vetle Bergsvik Thorn）取代，即使伊登看着布鲁门费尔特和这位新星向着奥运奖牌发起冲击，他仍坚信自己职业生涯的后半段会更加辉煌。

作为一名选手，在经历了数个艰苦赛季的洗礼后，伊登迅速成长，对自已有了更深刻的认识。而且他和他的教练都坚信，他将重返运动的巅峰。当一个人明确自己的方向时，便再无怀疑的余地。他的父母从小就教导他热爱过程，热爱户外活动。他深知，他并无任何特别之处能让自己成为世界之最。关键在于，他比其他人更懂得享受这个过程。

“人们总是好奇卑尔根为何能培养出如此多优秀的铁人三项选手，”伊登说道，“其实并无秘诀。只是我和布鲁门费尔特比较幸运，赶上了好时机。在恰当的时机，志同道合的人们汇聚一堂，共同为遥远的未来规划了宏伟的蓝图。”

THE NORWEGIAN METHOD

13

热耐受革命：体温调控的科学

有坚固根基的树木笑对风暴。

——挪威谚语①

在布鲁门费尔特夺得 2021 年东京奥运会冠军后，全球媒体纷纷探讨这位来自地球上最寒冷地区之一的选手为何能在高温环境下表现得如此出色。部分报道聚焦于他那件独特的白色赛服，其透明设计仅以内穿的蓝色短裤稍作遮掩。还有一些报道则关注到他在卑尔根家中的地下室里建造的热训练室，鲜有提及他在挪威的居所，其实他在那里也只是短暂停留。当《日本时报》（*Japanese Times*）询问他是如何在东京的酷暑与潮湿中表现得如此游刃有余时，他轻描淡写地耸耸肩，表示“天气还不够热，真让人失望”。

① 这句谚语源自挪威人对自然的深刻观察，体现了北欧文化中“坚韧内敛”的生存哲学。挪威森林中云杉的根系可横向延伸至树高的 3 倍，这种生物特性被隐喻为：个人成长需要深厚积累。——编者注

值得一提的是，不仅布鲁门费尔特，还有其他两名挪威选手也跻身前11名，似乎这样的环境并没有对他们造成困扰。为了完成这样的壮举，选手们必须长时间离家，前往比日本更炎热的地方进行训练。挪威选手寻找高温环境所花费的时间几乎与寻找高海拔环境相当，因为在挪威境内，除了实验室，几乎找不到这样的条件。

当然，热适应训练并非挪威独有，挪威的教练和选手也并非这种训练的先行者。然而，挪威的铁人三项选手采用了一些独特的方法来为酷热环境做准备，这是非常恰当的。因为在铁人三项运动中，顶级赛事的举办地在夏威夷的熔岩地带，实际上这里成了锻造冠军或使之折戟的熔炉。

早期的热适应训练

由于铁人三项的长期标志性赛事举办地科纳位于南太平洋中部的一个极热岛屿上，自 1978 年首届夏威夷铁人世锦赛以来，选手们就一直在尝试一些不同寻常的训练方法。长期以来，精英铁人三项选手在参加科纳比赛前进行热适应训练的方法既简单又有效：那就是尽可能在比赛日之前抵达夏威夷岛，并在比赛时段进行训练。这一策略的关键在于，无论如何都不能打开住处的空调。诚然，这对选手及随行人员而言都是一种煎熬，但这正是训练的意义所在。这些早期的铁人三项选手虽然并不清楚具体的生理适应性变化，如出汗率的增加和血容量的提升，但他们仍尽力在赛前调整自己以适应比赛环境。

夏威夷铁人世锦赛中，最早且最著名的特定热训练案例之一，是 6 届冠军马克·艾伦采用的方法。他在与一位萨满共同进行精神修行时，频繁地利用汗屋进行训练。艾伦在汗屋中训练，不仅是为了适应高温环境，而且是在探寻某种可能让他接近中暑边缘的东西。不论他是否找到了答案，他的策略在适应科纳的比赛环境上显然是有效的。然而，想要找到一个愿意资助研究汗屋对热适应性的益处的国家体育机构并不容易，因此我们只有艾伦这个单一的案例研究。在进行这些修行和汗屋训练之前，艾伦常常在跑步的后半段感到力不从心，而同样是6届夏威夷铁人世锦赛冠军的传奇人物戴夫·斯科特（Dave Scott）则在夏威夷岛上称霸一时。但当艾伦开始在一些指导下学习和训练大量出汗后，他仿佛变身为另一名选手，创下了铁人世锦赛纪录，且这一纪录让整整一代人都难以触及。当然，艾伦的夺冠并不仅仅因为汗蒸和极端热环境训练，但他的成就确实促使许多其他铁人三项选手开始反思：自己在前往夏威夷岛之前是否应加强准备，以便更好地适应那里的艰苦环境。

热负荷与核心温度的影响

相较于影响耐力的其他关键因素，热训练这一领域仍然较为新颖，其科学研究刚刚起步，应用也处于初级阶段。鉴于热量对能量代谢的显著影响（见图13-1），它理应成为运动生理学研究的重要课题。其工作原理大致如下：**人体每摄入1升氧气，便能产生5千卡的能量。在这5千卡能量中，仅有1千卡用于体力活动，对于耐力选手而言，这部分能量是推动他们前进的关键；其余4千卡则转化为热量，身体会通过多种方式将这些热量排出**。例如，若一位自行车手产生了1 000瓦的代谢能量，其中仅有200瓦用于踩脚踏板和曲柄运动，这部分能量体现在功率计上，而剩余的800瓦则以热量的形式被消耗，这就是所谓的热负荷。

由此可见，人体的总效率仅为20%，且这一比例难以显著提升。这就是为什么教练和营养师们会花费数十年时间精心调整饮食，以确保摄入的热量能尽可能高效地转化为能量，达到接近20%的转化效率。这也解释了为什么维持稳定的核心体温对于选手来说至关重要。

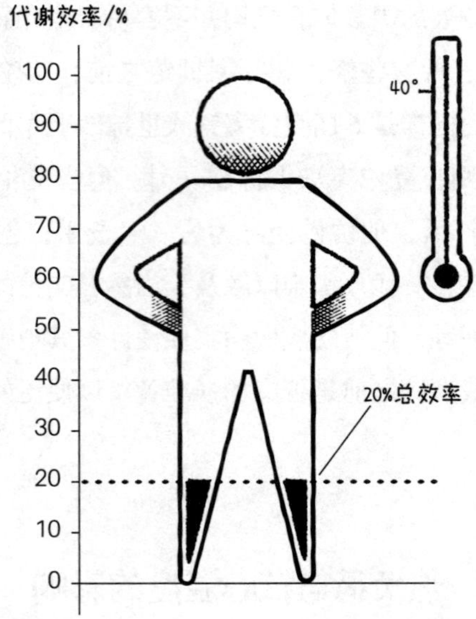

图 13-1 热训练的价值

注：每消耗 1 升氧气，只有 1 千卡能量用于体力消耗，而剩余的 4 千卡则以热量或热负荷的形式散失。代谢系统是一个重要的限制因素，因为人体总效率大约只有 20%。如果你能构建一个更大的“熔炉”，使其能够承受体内温度超过 40°C的负荷，那么你就可以突破普通人类的效率极限。

2019 年有一项研究调查了来自西班牙巴斯克地区的 15 名精英自行车手，结果发现，核心体温每升高 1℃，总效率就会下降一个百分点。考虑到人体本身的能量转化效率就只有 20%，这样的下降幅度是非常大的。核心体温升高几℃，可能导致功率下降 20 瓦或更多。在激烈的比赛中，这往往就是决定胜负的关键差距，可能让你从领先位置跌落，也可能让你反超对手。长期以来，体育科学家、教练和选手都以固定的思维方式来应对这个问题：在炎热环境中如何控制核心体温，以确保总效率不受损失？然而，当前的研究趋势，特别是在挪威顶尖铁人三项选手群体中，更多地聚焦于如何在核心体温升高至以往被认为不可能甚至危险的水平时，依然保持 20% 的总效率。

研究选手在高温环境下的表现所面临的一大难题是，比赛条件难以在实验室中准确模拟。更复杂的是，实验室环境的温度上限受到法律限制（通常约为 40℃）。像马拉松、公路自行车赛或铁人三项这样的长时间赛事，几乎无法在实验室环境中重现。要了解选手在这些赛事中身体的实际状况，唯一的途径是进行实时测试，但这在以前实施起来颇有难度。**测量皮肤表面的温度并不能反映核心体温的情况，而核心体温才是导致选手减速或失去意识的关键因素。**

发起选手的高温挑战训练

与众多耐力技术要素一样，自行车运动在研究高温影响方面一直处于领先地位。2016 年，在卡塔尔多哈举行的国际自行车联盟公路自行车世界锦标赛期间，研究者们进行了一项开创性研究，当时的平均温度达到了 37.8℃。自行车运动确实是所有运动中比赛时间最长、比赛时天气最炎热的项目之一，骑手在高温环境下急于寻找应对方法，这种心情完全可以理解。而最近，多哈的研究推翻了关于耐力运动的一些传统观点，这确实令人惊讶。长时间以来，人们普遍认为，比赛时间越长，选手的核心体温就会越高。这种观点看起来似乎很合理，因为长时间的体力活动应该会导致体温升高。然而，多哈的研究人员却发现了一个截然不同的现象。

2018 年，《英国运动医学杂志》（*British Journal of Sports Medicine*）上的一项研究观察了 40 名选手在世界锦标赛期间的表现。这些选手在公路赛和计时赛中服用了可吞服的热感应药丸，以此来记录他们肠道内的温度。虽然这些数据并非实时获取，需要取回药丸后才能进行分析，但这些药丸确实为研究提供了整场比赛过程中的体温变化数据。

1. 选手在出现中暑或速度减慢之前的体温上限并非像之前认为的那样是 40°C。
2. 事实上，最长距离比赛并不会导致核心体温最大幅度上升。

举例来说，一名女性选手在空气温度为37.2℃（比赛中最高的温度）的计时赛中，录得了41.5℃的最高体温。值得注意的是，这个极高的体温数值是在最短的比赛中出现的，这打破了之前人们认为训练有素的选手体温上限为40℃的观念。这个例子证明，短而激烈的比赛可能比长而缓慢的比赛产生更多的热量。

然而，这些药丸也有局限性。虽然在肠道内测量体温比在体表任何地方测量都要更加精确，但多数选手在比赛前和比赛中会饮用冷饮，这会影响测量的准确性。在现实研究中，很难控制独立变量。例如，研究人员不可能要求世界顶尖的自行车选手在卡塔尔比赛中不补充水分。可以肯定的是，补水会对体温读数产生影响，但要确定其影响程度是否超出了可接受范围。为了获得更精确的读数，需要采用更精确且更具侵入性的方法，而有些选手为了赢得比赛可能会愿意尝试这种方法。

热训练技术的赛场运用

挪威铁人三项选手闪亮登场！在备战2021年东京奥运会的过程中，热量管理成了所有110名参赛铁人三项选手关注的重点，其中3名挪威男选手，尤其是布鲁门费尔特，表现得更为出色。事实证明，这届历史上最具挑战性的奥运会为他们提供了一个优化训练方法的绝佳机会。早在2019年2月和2020年，挪威队就携带了温度感应药丸前往泰国进行训练。这些药丸是从直肠插入的，其背后的理念很简单，即尽量减少因摄入营养而导致的偏差，从而准确测量选手的真实核心体温。

在泰国停留的两周时间里，3名挪威奥运选手在服用了温度感应药丸的情况下以比赛速度完成了一场奥运标准距离的铁人三项。之后，他们还在2019年东京奥运会的测试赛上进行了同样的操作。现在，他们手头有5场“比赛”的热数据可供分析，这些数据与多哈的发现同样引人注目，甚至可能更为准确。3 名选手都展示了在核心体温超过 40℃时，仍能保持速度的能力。其中，卡斯珀·斯托内斯在测试赛中获得第二名，他 41℃的核心体温也是 3 人之中最高的。这一读数是在 33.3℃的高温下，以 30 分 27 秒完成 10 公里冲刺时获得的。对于耐力选手来说，这虽然不是一个可持续的数字，但让他们更加确信，**为了让身体在高温条件下达到最高水平，让身体更热可能比降低核心体温更为重要。**

挪威 5 场比赛样本的最大收获之一，是进一步证实了 2016 年多哈研究首次揭示的内容，即那些能够达到最高体温的选手往往表现最佳。在多哈的女子计时赛中，记录到最高体温的 3 名选手最终都站上了领奖台。在奥运会测试赛上，斯托内斯以超过其他两名国家队队友的核心体温优势脱颖而出。伊登在这场赛事中获得第 4 名，这成为他短距离赛事的生涯亮点之一，而他的体温仅略低于斯托内斯。布鲁门费尔特在自行车赛段结束时意外摔倒，遗憾地错过了跑步赛段。

自在东京奥运会热适应训练中有过紧密配合后，特维特恩和奥拉夫便各自率领选手团队出征，但高温训练始终是两位教练的重中之重，且这一重点在未来仍将持续。由于铁人三项比赛总会遇到高温，身为挪威人，适应高温环境成了必须。

特维特恩解释道：“我们目前正在制订一套训练方案，旨在挑战选手所能承受的高温极限。这确实颇具争议，因为其中有很多潜在风险。但关键在于逐步控制，循序渐进。”

挪威团队从 5 个精心收集的数据集中发现了一个重要结论，这对所有水平的铁人三项选手而言都是宝贵的策略：**在自行车比赛中体温过高会影响跑步环节的表现，使得选手无法达到最佳状态所需的相对高的体温。**这一发现对布鲁门费尔特和伊登来说尤为重要，因为自行车是他们的强项，所以他们经常会在比赛中领骑，成为节奏掌控者。那之后的两年时间里，在一些重要的比赛中，布鲁门费尔特会时刻提醒自己攻击性过强可能面临的代价，于是他转而让主要竞争者在自行车赛段中领骑，看着他们将自己变得过热。在奥运会上，他们并没有使用直肠栓剂来测温。因为在某些情况下，确保舒适度比记录生理数据更为重要。

从奥拉夫开始与世界级铁人三项选手合作的那一刻起，他就一直专注于监测选手的核心体温。很快，他就察觉到这是一个可行的突破口，因为竞争对手并没有在这个方面投入太多精力来优化，他认为这里面蕴藏着巨大的竞争优势。这也是布鲁门费尔特和伊登在训练中乐于分享的一个方面，因为长期以来，由于所使用的方法过于烦琐，大多数竞争对手难以轻松将其融入训练日程。

在 2020 年之前，选手在赛事或训练中监测核心体温的最佳方式，要么是像多哈的自行车手那样吞服药丸，要么是像泰国或东京的铁人三项选手那样采用插入式栓剂。2019 年，一家名为 CORE 的瑞士公司研发出了全球首款非侵入式实时体温监测设备。布鲁门费尔特和伊登作为测试对象，与 Quick-Step 职业自行车队共同参与了该设备的测试工作。他们两人对产品的效果感到十分震撼，无须口服药物或在体内植入任何物件就能进行监测，这使得他们与奥拉夫一同成了该公司的首批投资者。他们在公司创立初期就选择加入，不仅代表了深切的支持，更打破了传统的资助模式。这足以证明他们对实时核心体温监测在提升耐力训练效果方面的坚定信念。

CORE 传感器旨在完成栓剂和药丸无法完成的任务，即在不受体内其他物质干扰的情况下，精准测量躯干内脏器官附近的真实温度。但更为关键的是，这是一个可以日常使用的工具，而非仅限于特定场合，它能让选手和教练更为精准地追踪热量的释放情况与身体的适应状况。CORE 的专利传感器声称能捕捉皮肤表面的热量流动，并利用不断更新的 AI 算法精确计算出内脏周围的温度，且该数值会即时传输到任何已配对的 ANT+ 或蓝牙设备上。

实时热量传感器有望成为耐力训练领域自功率计出现以来的最大技术革新，甚至可能带来更为深远的影响。尤其是自行车选手，他们长期以来一直戏称高温为穷人版的高海拔训练或 EPO（促红细胞生成素）。这是因为他们深知，**大量的热训练能引发类似于高海拔训练甚至 EPO 周期的生理改变**，这种改变并不仅限于出汗增多或在高温下感觉更加凉爽。实际上，增加的血浆容量能让身体在不影响其他功能（如消化）的同时，仍能维持必要的水分水平，这对超耐力赛事来说至关重要。**持续的热训练还能使心脏以更高的每搏输出量泵血，进而产生更多的心输出量。**CORE 声称，通过恰当的热训练方案，每搏输出量甚至能提升多达 8%。

CORE（以及其早期投资者之一奥拉夫）希望向全球耐力运动人群普及一个概念，即他们所谓的“热负荷”。这与通常用于描述能量代谢的术语有所不同（例如，之前讨论过的在 1 000 瓦中“损失”给热量的 800 瓦）。在这个例子中，热负荷指的是选手在理想的热训练区间内花费的时间，而这个区间是根据选手的目标和经验来确定的。理想状态下，它应像任何区间或曲线那般，随着进步而变化。为了确保安全并规避法律诉讼，CORE 的协议建议每周安排两到三次以热训练为核心的课程，每次训练都应在选手特定的热训练区间内进行，时长控制在 45 ～ 60 分钟。CORE 应用程序则负责跟踪这一负荷，无论是一周、一个月、一年，还是更长时间。

以上便是 CORE、奥拉夫以及在 2024 年巴黎奥运会筹备期间采用这项新技术的选手们迄今为止愿意公开的内容。他们为 2024 年巴黎奥运会尝试了一些新方法，但遗憾的是，比赛当天，热量并未成为影响布鲁门费尔特和奥拉夫表现的关键因素。奥拉夫认为，在热量训练方面还有许多易于达成的目标，他指出热量训练的科学进展比高海拔训练落后了 20 ～ 30 年。不过，他与其他前沿教练以及 CORE 等公司的工程师们携手合作，相信能够迅速缩小这一差距。无论是挪威还是世界其他地区，人们都需要进一步了解身体如何应对温度升高的挑战。就像高海拔训练能为山下训练带来显著裨益一样，新兴的热训练科学亦将对顶尖选手在各种气候条件下的备战方式产生深远影响。

14

雅各布·英厄布里格森："天选之子"的跑道传奇

立下宏伟决心而后放弃，只会招致耻辱。

——《奥拉夫·特里格维松国王史诗》

（*KING OLAF TRYGVISSON'S SAGA*）①

英厄布里格森一家是挪威训练法的典范，家中年纪最小的跑者雅各布·英厄布里格森更是其中的佼佼者。从 8 岁起，他就开始接受各种形式的训练，为成为世界级跑者而不懈努力，也因此失去了体验正常童年的机会。然而，对于雅各布·英厄布里格森和他的家人来说，正常生活从来都不是他们的追求。由于亨里克比他大 10 岁，菲利普比他大 8 岁，雅各布·英厄布里格森的童年时光大多是在追赶这两个已经踏上奥运征途的哥哥中度过的。他们的父亲耶特对这三个孩子，至少是这三个走上跑步道路的孩子寄予了厚

① 该著作以维京时代社会转型期为背景，箴言直指北欧荣誉文化的核心矛盾：誓言的神圣性与背弃的代价。——编者注

望。值得一提的是，这个家庭里实际上共有7个孩子，除了亨里克、菲利普和雅各布·英厄布里格森，还有3个男孩和1个女孩。有可能是母亲的意见，也可能是父亲的意见，总之，其他4个孩子都躲过了严格的跑步训练，当然也就错失了有可能随之而来的名声与财富。

斯堪的纳维亚的卡戴珊家族

雅各布·英厄布里格森的田径之路从他10岁那年开始，当时他被选为挪威电视节目中来自全国各地的最佳年轻选手之一。雅各布·英厄布里格森极具魅力，他的哥哥们也因速度出众而受到关注，节目制作人因此决定在两年后为他们量身打造一档真人秀节目，于是《英厄布里格森团队》应运而生，并迅速成为挪威最受欢迎的电视节目之一，还在YouTube上赢得了全球的关注。雅各布·英厄布里格森并非第一个在有着远大目标的严格父母要求下成长的孩子。然而，似乎是一系列事件的交织，包括挫折、机遇和雄心勃勃的教育方式，将他推上了成功的快车道，使他有可能成为历史上最伟大的跑步选手，无疑也是欧洲最伟大的跑步选手之一。雅各布·英厄布里格森必须天生适应这种聚光灯下的生活，同时，也必须足够坚韧，以免被这种生活冲昏头脑。克里斯蒂安·布鲁门费尔特可以在卑尔根四处走动而不被人注意到，雅各布·英厄布里格森无法踏出家门而不被媒体捕捉到，这样的情况已经持续了很长时间。

现在，雅各布·英厄布里格森每天受到的大部分关注和审视都是他自己吸引来的，但在过去很长一段时间里，是他的父亲和兄弟们将公众的注意力集中在这个家族中最具天赋的跑者身上的。年仅16岁时，雅各布·英厄布里格森便已成为挪威最著名的跑者之一，是时候让全世界见证他的才华了。2017年，兄弟三人都参加了在俄勒冈大学举办的普雷方丹经典赛一英里项目，雅各布·英厄布里格森以3分58秒07的优异成绩成为历史上跑进4分钟大关的最年轻选手。他的两个哥哥领先他5秒完成比赛，英厄布里格森团队终于向世界宣告了他们的实力。

亨里克是整个家族中最外向的人，曾想立即利用他们新获得的名声，尤其是他弟弟的名人效应，来组织一次啤酒一英里（四圈赛道，喝四杯啤酒）世界纪录的挑战。但由于雅各布·英厄布里格森刚刚获得驾照，理性的家长们阻止了这一计划，这让亨里克和雅各布·英厄布里格森倍感失落。最终，他们选择回归更传统的方式来积累名声和财富：快速奔跑，并在 YouTube 上分享他们的点滴生活。这使得英厄布里格森一家在挪威声名显赫，同时在国际上也颇具吸引力，为他们赢得了众多丰厚的赞助合同。

节目之所以能够成功，其中一个关键因素是因为其真实性，这种真实给观众带来一种近乎窥探他们日常生活的感觉。他们虽被称为"斯堪的纳维亚的卡戴珊家族"，但他们的真人秀全无剧本，完全真实呈现给观众。这样的拍摄方式会让人感到紧张，也会消耗大量精力，特别是对于雅各布·英厄布里格森来说。尽管这些年来他逐渐变得开朗，但在节目中，他仍然是情感最为内敛的那一个。雅各布·英厄布里格森在情感上的克制，很大程度上受到了他父亲的影响。就像奥拉夫曾提醒布鲁门费尔特和伊登，交女朋友可能会影响他们的比赛成绩一样，雅各布·英厄布里格森的父亲耶特也在某期节目中宣称女朋友是"麻烦的开始"，他这里指的是后来成为亨里克妻子的那位女士。

因此，至少在年轻的时候，雅各布·英厄布里格森认为情感是需要被隔离、隐藏并深埋的，以免干扰到训练。然而，自他 2023 年结婚并在 2024 年巴黎奥运会前一个多月迎来女儿的降生后，这种情况可能已经有所变化。但即便如此，也别期待他在采访中流露出太多情感。"我们家是一个充满竞争精神的家庭，所以在某些方面，流露情感可能会被视为一种弱点，"雅各布·英厄布里格森在 2022 年接受《纽约时报》采访时说道，"情感并不能让你跑得更快，反而，过多的感受会成为前进的障碍。"

始终掌控自己的故事叙述

不论运动心理学家对这位21岁的年轻人在情感和快速奔跑方面的看法如何，其成果都是显而易见的。自那些观点被提出后，雅各布·英厄布里格森在个人和跑者身份上都成长了很多。2022年，由于再次遭受来自父亲的身体和情感暴力，雅各布·英厄布里格森和他的哥哥们选择了与父亲断绝关系。这一决定也标志着他们共同参与的节目走到了终点，兄弟三人都对此感到解脱并开始了自我训练的新篇章。在备战2024年巴黎奥运会的过程中，雅各布·英厄布里格森坚持进行自我训练，而他的哥哥们则会给他一些建议。这样的训练模式要求他具备一定的情感成熟度，尽管他并不擅长公开谈论自己的情感。

这个曾经在他人操控下迅速成长的孩子，现在已经掌握了自己的人生，更能从容地面对生活中的起起落落。雅各布·英厄布里格森攀登得越高，感受到的挫折便越强烈。与布鲁门费尔特的经历颇为相似，他在职业生涯初期就已到达一个高度，导致任何非胜利的结果都让他感到失落。对于年仅20岁的雅各布·英厄布里格森而言，能在世界锦标赛上摘得银牌已是一项了不起的成就；然而到了22岁，同样的成绩却成了他难以承受的打击。2023年布达佩斯世界田径锦标赛上，个人获得亚军的经历再次重演。在1 500米决赛中，英国选手乔希·克尔（Josh Kerr）的强劲冲刺让雅各布·英厄布里格森再次屈居次席。终点线前的照片捕捉到了他脸上难以名状的情绪，这张照片在社交媒体上迅速传播，尤其受到英国新闻媒体的广泛关注。这位机智的苏格兰跑者终于战胜了骄傲的挪威对手，潜在的宿敌关系在2024年巴黎奥运会前一年悄然形成。

对雅各布·英厄布里格森而言，竞争对手的存在就像是一种复杂的情感纠葛。他竭力避免思考这些问题，几乎从不提及。在那次失利后，媒体争相想要采访雅各布·英厄布里格森，了解他对于新挑战者的看法。然而，雅各布·英厄布里格森却选择保持低调，以身体不适为由婉拒采访，全心投入4天后的5 000米比赛中。显然，这样的理由并没有获得太好的反响。通常，借口很难得到认可，而以生病为由，无论是真是假，都更容易引起其他选手、媒体和网友的反感。这被视为对比赛的不尊重，甚至反映出选手的心态：对手击败自己是因为借助了外力。这或许正是雅各布·英厄布里格森内心的真实想法。

在经历了可能是他职业生涯中最受打击的失败后仅4天，雅各布·英厄布里格森就在5 000米比赛中成功捍卫了自己的世界冠军头衔，击败了刚刚从他手中抢走欧洲纪录的西班牙选手穆罕默德·卡蒂尔（Mohammed Katir）（卡蒂尔因未按规定提供行踪信息或错过3次药检而无法参加2024年巴黎奥运会并被禁赛两年）。尽管雅各布·英厄布里格森的竞争对手来自各个地方，包括他所在的大陆和北美的选手都有能力在这两个项目中击败他，但无论结果如何，都别指望雅各布·英厄布里格森会对他们发表过多评论。

我们所看到的是，尽管雅各布·英厄布里格森个人职业生涯的首枚金牌来自1 500米，并且他在这个项目中也创造了许多辉煌时刻，但他或许更适合参加5 000米或更长距离的比赛。他本人也说过这一点，尽管他也曾表示过自己不太喜欢跑太长的距离。每位长跑选手都深知，快速奔跑能带来刺激，而长距离跑步则伴随着一种特殊的艰辛。1 500米比赛获胜难度极大，它往往更侧重于策略和爆发力，而这两点并非雅各布·英厄布里格森的优势或惯用方法。然而，这也正是该项目的魅力所在，它是一场速度与耐力并重的较量。雅各布·英厄布里格森经常说要成为历史上最伟大的跑者，若他能在1 500米或1英里比赛中取得比前人更好的成绩，就能为他的目标奠定一个良好的开端。不过，雅各布·英厄布里格森或许需要在锦标赛之外的环境中实现这一目标，因为锦标赛的环境往往并不适合他的比赛风格。2024年巴黎奥运会上，由于没有领跑员控制节奏，雅各布·英厄布里格森再次被克尔的突然加速打乱，导致在最后的直道上逐渐滑落至第4名。而克尔的领先也不持久，他被美国选手科尔·霍克（Cole Hocker）的最后冲刺挤到了第二名，但对克尔来说，能战胜雅各布·英厄布里格森也算是一种成功。

像 2023 年一样，雅各布·英厄布里格森再次在等待 4 天后迎来了 5 000 米决赛。他在最后 600 米发起冲刺，在他身后，22 名对手被渐渐拉开形成一路纵队，最终他以 2 秒的优势夺得冠军。

距离伟大，他还有很长的路要走

雅各布·英厄布里格森并不喜欢这种最后 50 米的白热化对决，正如大家在 2024 年巴黎奥运会上所见，他在 1 500 米决赛中只获得令人失望的第 4 名，他也不擅长依靠冲刺来击败世界级的对手。尽管雅各布·英厄布里格森已经多次证明自己，或者说正因为他已经多次证明自己，所以他仍需继续证明自己。自 2018 年成为 1 500 米最年轻的欧洲冠军以来，雅各布·英厄布里格森就被视为伟大的象征，但如今他已成年，如果在自己的这个黄金年代不能赢得更多胜利，那还要等到什么时候呢？

“这场比赛有 13 名选手参与，”NBC 评论员蒂姆·哈钦斯（Tim Hutchings）在 2021 年东京奥运会的一个炎热夏夜说道，“你可以认为他们中的每一个人都有能力夺冠。”当 13 名选手中的 8 人在第一个弯道前争夺有利位置时，雅各布·英厄布里格森选择从容地跟在他们身后，等待必然到来的减速时刻。他快速回头看了两次，确认路径畅通后，绕至外侧并加速冲至领先位置。身后的选手们因挪威人充分前倾的跑姿而倍感压力，雅各布·英厄布里格森以一副“老子可不好惹”的姿态完成了第一个 400 米，分段成绩竟达到了惊人的 56 秒 14。

同样“不好惹”的还有肯尼亚的奥运会卫冕冠军蒂莫西·切鲁约特（Timothy Cheruiyot），他在第二圈用肘部顶出一条路，来到领先位置，并持续加速。这让雅各布·英厄布里格森倍感欣喜，对他来说，有人愿意在如此艰难的比赛中领跑，为他分担了部分压力。比赛进行到800米时，领先者的成绩是惊人的1分51秒76。对于卫冕者和挑战者之外的其他选手而言，比赛已然结束。接下来，挑战者开始加速，而卫冕者显出疲态，在拐过最后一个弯道后，挪威年轻人抹平了切鲁约特之前的优势，极速超越他，最终摘得金牌，赢得了荣誉。

雅各布·英厄布里格森憧憬着每场比赛都能如此精彩，他渴望能尽早让那些速度更快的选手感到压力，就像他曾在巴黎尝试但未能如愿的那样。这与布鲁门费尔特的铁人三项比赛策略不谋而合。布鲁门费尔特倾向于在比赛伊始就使出全力，然后逐步提升紧张感，直至达到并突破极限，直至体能最强的选手开始领先体能较弱的选手。在奥运会的1 500米决赛中，选手能在冲线前已经有足够优势庆祝胜利的情形并不多见。然而在2021年东京奥运会上，雅各布·英厄布里格森却有机会回头确认大屏幕上显示的成绩。尽管在最后10米，他的速度略有下降，但他仍然将奥运会纪录刷新了近3秒。他在1 500米赛场上的表现，就如同尤塞恩·博尔特（Usain Bolt）在200米赛场上的风采一样。要知道，这类项目通常是在冲线后才开始庆祝胜利的。

也许，这正是许多人觉得雅各布·英厄布里格森傲慢的原因之一。另外，雅各布·英厄布里格森身上的文身也可能让人觉得他有些与众不同。他的手臂和腿上布满了各式各样的图标和口号，只有雅各布·英厄布里格森自己能深切体会这些独特的图案和标语的意义和激励。又或许是他那一丝不苟的发型，总是打理得非常精致。在2022年普雷方丹经典赛的一英里比赛中，雅各布·英厄布里格森击败了一众高手，赛后面对记者采访时他说："我总不能因为别人表现得不够好而感到失望吧！"这种话也加深了大家对他傲慢的评价。面对后续的提问，他显得有些迷茫，回应道："他们每个人都在尽全力跑得更快，他们不是不想跟上我的节奏，他们只是难以为继，无法跑得更快。"

这番话难免让对手觉得雅各布·英厄布里格森傲慢，但事实上他并无此意。自10岁起，雅各布·英厄布里格森便立志超越所有人，他也确实在每个成长阶段都展现出了超越同龄人的优秀。然而，他距离伟大还差得远，还有很长的路要走。正因如此，他那些脱口而出的评论显得有些轻率，至少目前看来是这样。

“将所有的爆发力留到比赛日”

无论雅各布·英厄布里格森能获得多少奖牌，除非能打破世界纪录，否则他很难被誉为史上最伟大的选手。雅各布·英厄布里格森或许只是这个时代的长跑项目中，两个最短距离项目上的佼佼者。尽管如此，他依然在不断谈论着未来的挑战，似乎正在缩小自己的职业生涯与那些伟大前辈的差距。他不仅需要刷新纪录，更需要将这些纪录推至他人难以触及的高度，正如摩洛哥的希查姆·埃尔·盖鲁日（Hicham El Guerrouj）在1 500米项目，以及乌干达的乔舒亚·切普特盖（Joshua Cheptegei）在5 000米项目上所取得的辉煌成就。若纪录只是昙花一现，那么它很快便会被人们遗忘。

然而，雅各布·英厄布里格森的目标并非仅仅是超越过去或现在的某位选手。要成为历史上最伟大的跑者，马拉松这一挑战似乎是绕不开的一环。不过，迄今为止，他对马拉松兴趣不大，甚至过多考虑这件事都可能干扰到他目前的训练进度。这是他首次能够完全主宰自己的训练进程，他渴望成为一名全面的跑者，对他而言，这意味着需要参与更多元化的赛事，例如在秋季加入越野赛季的角逐。至今，雅各布·英厄布里格森已获得了7次欧洲越野赛冠军，因赛季末的伤病而错过2023年的比赛之后，他也深感惋惜。这是他成长的重要部分，他的视野仍聚焦长远，只是尚不确定下一步的方向，也不确定这种持续精进的状态能维持多久。

若雅各布·英厄布里格森真想在退役时（暂时）加冕“史上最佳”，则终有一日需面对埃鲁德·基普乔格（Eliud Kipchoge）——这位肯尼亚传奇选手无疑是田径与路跑领域最伟大的存在。尽管雅各布·英厄布里格森鲜少谈及其他选手和历史，但基普乔格必定在他的关注范围内。2019 年，雅各布·英厄布里格森曾与两位哥哥一同担任基普乔格在维也纳破二挑战赛的领跑员，当时年仅 19 岁的他是团队中最年轻的。这场马拉松破二壮举（尽管非官方认证），无疑让这位少年深刻体会到马拉松在跑步历史长河中的分量。

无论雅各布·英厄布里格森下一步选择何方，他都将带着在前代天才选手身上罕见的扎实基础，以及两位兄长构筑的独特支持网络前行。他们不仅教会他该做什么，也教会他不该做什么，后者或许是他最独特的天赋。无论是 10 岁时第一次被乳酸测量仪扎手指，还是目睹哥哥们在长途飞行后立即训练导致受伤，他自幼便学会了克制与自律。换种说法，这近乎一种自我压抑：他掌控着情绪，克制着"跑得比所有人都快"的冲动。"将所有的爆发力留到比赛日吧，否则它们会在比赛日'背叛'你。"

THE NORWEGIAN METHOD

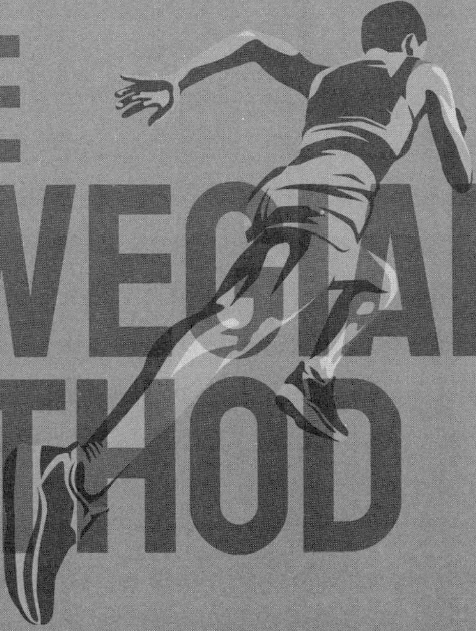

第五部分

科学实践，解锁挪威训练法的究极奥秘

乳酸测试

1. 设定合理的训练目标，应比比赛目标更低、更慢，不能频繁地以比赛中的目标配速进行训练。
2. 将训练强度控制在接近无氧阈值但不超过该阈值的状态，避免因过度疲劳而影响总跑量。
3. 选择适合自己的乳酸测试方法，找到适合自己的乳酸平衡点。
4. 基于乳酸测试结果，制订属于自己的个性化训练计划。

双阈值训练

1. 每周安排一到两次双阈值训练。
2. 训练当日，两次阈值训练间隔 3 ～ 8 小时，确保身体有足够的时间进行恢复。
3. 如果条件允许，可以在乳酸测量仪的指导下进行双阈值训练。
4. 根据自身的乳酸阈值和身体反应，合理调整训练强度。

减量

1. 过度训练不仅无法帮助选手积累成功的经验、建立信心，反而会因过度疲劳而影响比赛日的准备状态。
2. 训练强度应始终控制在比赛强度的一定比例以下，为比赛保留足够的能量。
3. 训练计划应始终围绕比赛的具体需求展开，摒弃所有与比赛无关的训练内容。

THE NORWEGIAN METHOD

15

乳酸测试：低强度训练的生理原理

如果一件事，明天会后悔，那么今天就不应该同意。

——《班达曼纳史诗》（*BANDAMANNA SAGA*）①

当马里乌斯·巴肯大学毕业后师从彼得·科继续跑步生涯时，他发现，在完成那些跑量更大的周训练计划之后，自己的身体反应反而出奇地好，这促使他第一次为自己设计了一个围绕双阈值训练构建的训练计划。在赛季的不同阶段，巴肯每周会安排一到两次双阈值训练，这些训练日的跑量占据了他每周总跑量的 20% ～ 40%，并且他会使用乳酸测量仪来跟踪自己的训练状态。这意味着，他每周最多时要完成 72 公里的阈值训练。对于他（或任何一位选手）来说，如果不控制乳酸水平或不将训练跑量拆成间歇跑的话，这样的训练量是不可能完成的，有时甚至既要控制乳酸水平，又要使用间

① 该作以平民阶层的法律纠纷为核心，深刻揭露口头协议的风险。挪威选手应用要义：维护训练计划稳定性、严格商业合作审查、实施决策缓冲机制。——编者注

歇跑。

纪律性是巴肯成功的基石，对于如今想要尝试这种训练方式的人来说，这也是关键。为了完成每周 72 公里的阈值训练目标，巴肯需要在接近自己无氧阈值的状态下进行训练，不能在超过无氧阈值的状态下训练过多时间，否则就会无法从疲劳中恢复，进而导致他每周 180 公里左右的周跑量目标变得遥不可及。对他来说，为了追求一点点强度而牺牲总跑量并不是一个明智的选择。如果你在长跑方面也有一个长期目标，那么你应该与巴肯做出同样的选择。

通过大量的试错，巴肯还发现，将双阈值训练日两节课的内容拆分成间歇跑，可以让他在接近或达到阈值的情况下，实现更多的总跑量。具体方法是，相邻的两次跑步，都以 3.0 mmol/L 的乳酸水平为目标，在这一乳酸水平下，能坚持多久就坚持多久。也只有采用这种间歇的训练方法，才能在休息的时候测量乳酸，并使乳酸水平保持在无氧阈值附近。即使在特定乳酸数值的阈值训练中，大多数的间歇跑训练也是在阈值以下进行的，只有最后一两组会达到或略高于 3.0 mmol/L 的乳酸水平。

在奥斯陆郊外长大的巴肯从小便参与到越野滑雪运动中，他对挪威顶尖冬季项目选手的训练方法有着准确的理解。他知道，与长跑选手不同的是，这些冬季项目的选手在高强度训练与低强度训练上都投入了更多的时间。滑雪与跑步的动作机制大相径庭，这一点巴肯也心知肚明。在他早年的运动生涯中，伤病经历让他明白，单纯延长每次的训练时间会使身体不堪重负。因此，他没有选择增加单次训练的时间，而是尝试增加训练的频次。

从纯粹的运动学角度来看，以极限速度进行训练绝对是弊大于利，巴肯也是在自己的年龄逐渐变大，以及对自己的身体和训练伙伴的身体有了更多了解之后，才逐渐意识到这一点。他的训练主要是备战 5 公里和 10 公里两个距离，要想在这两个距离的比赛中以阈值强度分别跑 13 分钟和 27 分钟，对代谢系统的状态和能力有着极高的要求。从纯粹的细胞层面来看，必须在一年甚至多年的训练过程中保证足够的训练量，才有可能使身体发生期待中的变化。但巴肯也意识到，如果频繁地以比赛中的目标配速进行训练，将无法实现足够的训练量。尽管巴肯没有进过医学院，但他对心血管系统有足够的了解，他知道增强心脏的泵血能力比提高心率更为有益。通过自我测试，增强心脏泵血能力的方法也逐渐清晰起来，即大量增加低强度训练。

巴肯在自己职业生涯的中期曾经有过一段停滞不前的瓶颈期，而当他将每周的平均跑量提高到 180 公里的时候，他的成绩开始有所突破了。这一跑量远超他的大多数欧洲同行，而是与肯尼亚跑者更为接近，要知道，这些肯尼亚选手在 1 500 米距离以上的所有项目中都占有优势。为了保持这样的训练量，巴肯必须舍弃所有以比赛配速进行的高强度训练，因为过高的肌肉压力会导致恢复时间延长。巴肯，以及所有“挪威训练法”的忠实执行者的终极目标，都是找到传说中那个神秘的乳酸平衡点。他们在训练中将自己无限逼近这一强度，却不逾界，这样便不会造成肌肉和细胞的过多损伤，也就避免了在接下来的一两天里只能专注于恢复的情况。这需要选手们通过大量的实践与试错来实现，但幸运的是，我们有几十年的数据作为参考，可以大致确定我们应该追求的目标。

具有挑战性的无氧阈值

早在 1976 年，德国科学家阿洛伊斯·马德（Alois Mader）就发表了一项研究，确定了 4.0 mmol/L 为无氧阈值。在实验室渐加速测试中，一旦超过这个阈值，持续运动就变得不再可能。mmol/L 是衡量血液中乳酸浓度的单位。对于测试者而言，实验室渐加速测试是需要一定技巧的。考虑到不会有人为了这一测试而进行专门训练，因此 4.0 mmol/L 已经是相当高的数值，大多数人都无法达到。如果你曾经测量过自己的血液乳酸浓度，并看到过这么高的读数，你就会知道，你可能正在以非常高的强度进行训练，而且很快就会开始降速。对于很多人来说，4.0 mmol/L 高于他们的无氧阈值，即第二个乳酸拐点，但不同的选手在这一点上存在很大的差异（见图 15-1）。

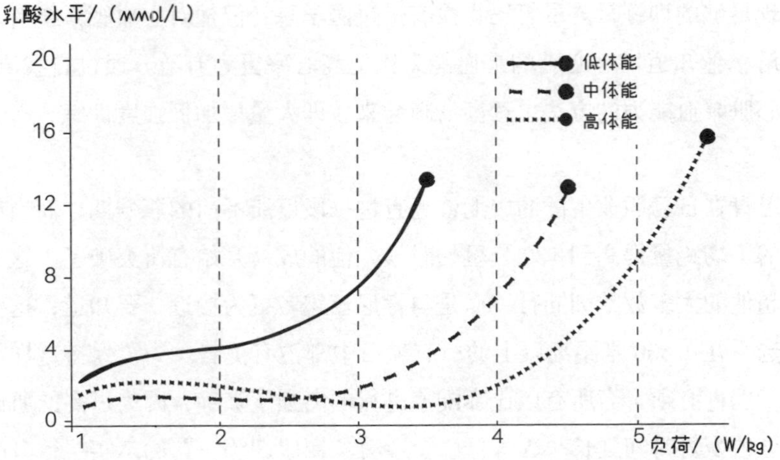

图 15-1 乳酸水平与负荷的关系

注：体能与选手承受更大负荷的能力相关，在这种情况下，通过功率（每公斤体重的瓦数）来量化。

资料来源：调整自杰姆·阿诺德（Jem Arnold）的研究。

当巴肯开始每天使用乳酸测量仪时，他发现自己和队友们在进行大多数高强度训练时，乳酸水平都接近或达到了 4.0 mmol/L。这也符合当时约定俗成的固有思维，即高强度训练应该尽可能地接近极限。然而，直到与肯尼亚的一个团队一起训练并对他们进行乳酸测试后，巴肯才意识到，那些以更高的标准和更快的速度完成的强度训练，也许在降低标准且放慢速度后进行反而更为有益。他发现，一些顶尖的肯尼亚跑者在进行最大强度的训练时，其乳酸水平竟然低至 2.3 mmol/L。这进一步印证了他的观点，即顶级长跑选手与其他选手的差别，并不在于他们能在高乳酸浓度下感觉更舒适，而在于他们在高强度运动时产生的乳酸更少。与肯尼亚人共同训练的几次经历也让巴肯更加坚信，理想的训练跑量应该控制在选手可承受的范围之内，过多的超过无氧阈值的训练反而会导致选手无法完成计划中的总跑量。乳酸水平与运动项目的关系如图 15-2 所示。

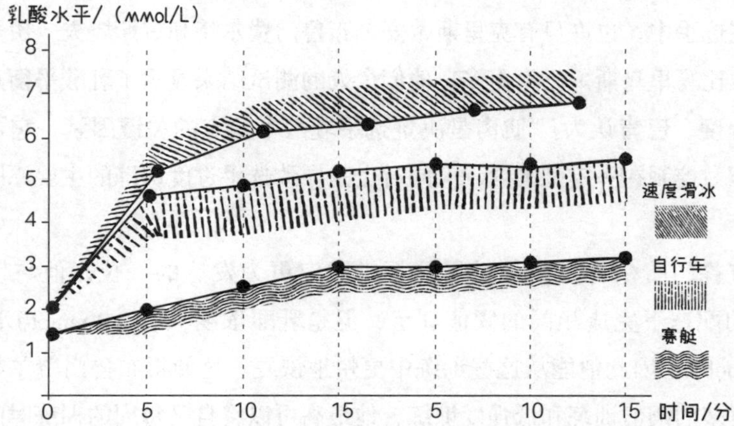

图 15-2 乳酸水平与运动项目的关系

注：顶尖赛艇选手、自行车选手和速度滑冰选手在最大乳酸稳态负荷下的血乳酸浓度存在显著差异。

资料来源：Beneke, R., S. P. von Duvillard. Determination of Maximal Lactate Steady State Response in Selected Sports Events[J]. Medicine & Science in Sports & Exercise, 1996, 28(2): 241-246.

巴肯调整了自己的训练策略，即更加注重低强度的训练，至于比赛配速，他只会留到比赛日或者只是在测试前几周的训练效果时才拿出来。他和他的挪威队友发现，当乳酸浓度达到或者保持在 3.0 mmol/L 附近时，就会出现神奇的反应：他们整个一周进行了大量的阈值训练，外加大量的低强度运动，却实现了代谢系统状态的提升。这一训练具有较强的可控性（这意味着足够慢），从而能够将挪威训练法中的另一关键要素——双阈值训练日置入其中，后文将对此进行深入探讨。

尽管巴肯和他的挪威训练小组的研究样本规模较小，但**近年来乳酸测试在精英选手和业余选手中的广泛应用表明，对于大多数人而言，以 3.0 mmol/L 作为起点可能比 4.0 mmol/L 更为合适。**无论样本大小如何，我们都能迅速观察到不同选手之间乳酸水平和乳酸平衡点的显著差异。

设定一个高度灵活的目标

在选手中，也许只有克里斯蒂安·布鲁门费尔特和古斯塔夫·伊登的抽血次数比马里乌斯·巴肯更多。他们个人的测试结果显示了乳酸平衡点的个性化程度。巴肯认为：“肌肉是决定选手乳酸平衡点的关键因素，它可以将训练压力控制在一定范围内，但同时也是导致选手过度训练的主要原因。”

布鲁门费尔特是两位世界冠军中肌肉更为发达的一位，他与伊登在相同的配速下完成相同的阈值训练，但是乳酸浓度只有 2.0 mmol/L，而非 3.0 mmol/L，因此他能从这些训练中更快地恢复。这使得布鲁门费尔特能够承受更多的阈值训练和低强度训练，他最高可以将自己每周的训练时间提高到接近 40 小时。但在一年的大多数时间里，他和伊登平均每周训练约 30 小时，其中使用乳酸测量仪进行的阈值训练通常少于 10 小时。

你的乳酸平衡点很可能更接近 3.0 mmol/L，而非 2.0 mmol/L 或 4.0 mmol/L，但要确切知道这一指标，唯一的方法就是购买高质量的乳酸测量仪，并习惯指尖或耳垂上有大约半秒时间的短暂疼痛。然而，大多数耐力选手可能会觉得这对他们的训练造成了太大的干扰，特别是如果他们的最终目标仅仅是通过快乐运动获得健康，那么使用乳酸测量仪可能伤害大于收益。

从严格意义上说，乳酸测量仪是挪威训练法的核心工具，但是挪威训练法其实还包括很多训练原则，并且已经在很多选手身上被证明有效，你可以将这些原则整合到自己的训练中，形成一个简易版的挪威训练法。重要的是，要使用乳酸理念指导训练，而并非一定要使用乳酸测量仪。

我们都有点害怕针头，有些人（比如我）比其他人更加害怕。没有人喜欢被针刺，不论针头大小，频繁地自我扎针确实需要勇气和耐心。这也是完全采纳挪威训练法所面临的唯一也是最大的障碍。但如果不采血，你其实只是在执行一个简化的版本，虽然也不是不可以，但从严格运动表现的角度来看，可能并不是理想状态。使用心率或自觉疲劳程度量表（RPE）等无损指标，或许只适用于快乐训练者。如果频繁扎针让你对训练心生厌倦，那么长期来看，这种做法可能并无益处。然而，如果你能学会接受它，甚至能因为数据和精确度的提升而更加享受训练，那么这种方法可能会为你释放新的潜能。

和训练中的其他环节一样，随着时间的推移，扎手指或耳朵会变得越来越容易。虽然你可能永远无法做到完全无视它，但它肯定会成为你艰苦训练中相对不那么痛苦的一环。如果你决定全力以赴，那么你首先面临的问题可能就是选择哪款乳酸测量仪。市场上有越来越多价格亲民的选择，但自从挪威训练法问世以来，LactatePlus 和 Lactate Pro2 这两款设备就一直备受欢迎，堪称行业标杆。当然，像 Lactate Scout+ 和 EDGE 这样的新设备也展现出了同样出色的稳定性和准确性。选择一款设备并坚持使用是关键，特别是在设定训练强度区间时。市面上最便宜的乳酸测量仪大约 200 美元，而 Lactate Pro2 的价格则是其两倍。所有最新型号的设备都能在 15 秒内快速提供读数，这对于确保间歇训练的效果至关重要。

乳酸测试在训练中的作用

在深入探讨如何将乳酸理念指导下的训练融入整个计划之前，我们先简要回顾一下乳酸的相关知识。**虽然乳酸常被视为限制人们持久高强度运动的元凶，但事实上，它只是身体在产生 ATP（三磷酸腺苷）过程中的一个副产物。ATP 这种神奇的核苷酸能将能量输出，进而转化为运动速度。**在长时间的有氧运动中，ATP 主要通过氧化磷酸化过程产生，这一过程中产生的乳酸并不多。但值得注意的是，血液中始终有一定量的乳酸在循环。即使是训练有素的选手，其乳酸水平也很少会低于 1.0 mmol/L，而一般人血液中的乳酸浓度可能约为 1.5 mmol/L。（如果你在阅读这本书的同时进行一些轻松训练，你的乳酸水平可能会稍微高一点。）

乳酸水平与训练强度的关系如图 15-3 所示。在有氧阈值阶段，可以看到乳酸浓度有轻微上升的趋势，随着选手从有氧阈值过渡到无氧阈值，乳酸浓度几乎呈线性上升，可以简单地理解为从 2.0 mmol/L 上升到 4.0 mmol/L。在这一阶段，身体通过糖酵解过程来生成 ATP，这个过程中会产生两种主要副产品，其中之一就是乳酸。另一种是丙酮酸或丙酮酸盐，乳酸最终在肌肉组织中被一种名为乳酸脱氢酶的酶转化为丙酮酸。这一点非常重要，因为丙酮酸是一种非碳水化合物，当肌肉无法通过氧化磷酸化获得能量（因为运动强度过大）时，它可以被转化为葡萄糖。耐力选手的训练水平越高，他们的身体对乳酸的耐受性也会相应提升。**身体在乳酸“再利用”方面的效率提升，是提高无氧阈值的重要因素之一。这正是挪威训练法试图在长期训练中超越其他类似模式的一个关键环节。**

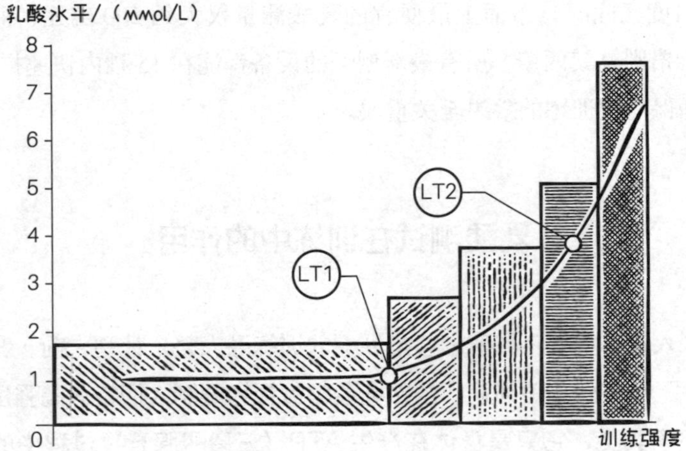

图 15-3 乳酸水平与训练强度的关系

注：在实验室环境中，训练区间是根据关键拐点推导出来的，而这些拐点在不同选手之间，以及同一选手的不同时间点之间，都会有所不同。上图是某位受试者在实验室测得的个案，这位受试者可能基础体能较差，因此需要更多在更低心率下的低强度训练来提升有氧能力。

资料来源：改编自 Jamncik, et al. An Examination and Critique of Current Methods to Determine Exercise Intensity [J] .Sports Medicine, 2020, 50:1729-1756.

不论你采用三区还是五区系统，了解自身的两个乳酸阈值通常比依赖心率或 RPE 等较为波动的指标更为可靠。你可以不用便携式乳酸测量仪来完成这项测试，但实验室检测通常比购买一台便携式乳酸测量仪并自行操作要昂贵得多。对于每一位认真训练的耐力选手来说，每年应该进行至少两次实验室测试，以确保训练计划按预期进行。一场出色的比赛并不能全面反映训练状态，同样，一个糟糕的比赛日也并不意味着需要全部重新开始，而实验室测试的结果几乎总是准确无误的。

从理论上讲，任何有效的训练计划都旨在通过一整个赛季甚至是多年的训练来抬高选手的乳酸曲线，从而使选手的两个阈值只有在更高的强度时才会出现。然而，这并非简单地通过提升曲线的一端就能实现整体性能的提升。就像涨潮时，两艘船并不一定会同时升高，有时一艘船的抬升是以牺牲另一艘船为代价的。正因如此，个人目标，无论是在竞赛中取得的成绩还是通过乳酸测试期望获得的进步，都显得尤为重要。

挪威训练法的巴肯模型运用乳酸测量仪来指导和控制每次训练，尤其是在阈值训练环节中。这种方法对某些选手，特别是那些训练量大且需要精确控制的选手来说，效果非常好，不过同样需要采血。奥拉夫的方法虽然也涉及多次采血，但更多的是利用乳酸数据来指导接下来数周乃至数月的训练计划，以确保训练取得积极进展。

追踪训练进展并不一定要像每周绘制乳酸曲线并观察其变化趋势那样复杂，经过一两个赛季的测试后，大多数选手都能实时判断训练是否按计划进行。**在乳酸测试中，时间点是一个非常重要的因素。将时间点与乳酸读数相结合，就能形成一个二维的数据点，从而提供真实有效的信息。**例如，乳酸测量仪显示选手当前的血液乳酸浓度为 3.3 mmol/L。但如果选手或教练意识到这是在第五次间歇跑时出现的，而一个月前是在第二次间歇跑时就达到了这一数值，那他们就能洞察到一些仪器无法显示的信息，并明白选手已取得了明显的进步。

若你有意通过实验室乳酸阈值测试来明确自己的训练区间和阈值，那么就有一个好消息和一个坏消息。坏消息是，你所在的地区可能没有运动科学中心，即便有，其费用对普通人而言也可能不菲。好消息是，众多医院和心脏病中心都能提供这项测试，医生可以开具检查单，部分费用可能由保险承担。如果周边没有合适的实验室，你还可以利用便携式乳酸测量仪，在跑道、跑步机或固定自行车上进行自助乳酸阈值测试。

自助乳酸阈值测试的方法

自助乳酸阈值测试的方法与最大摄氧量测试颇为相似，主要差异在于前者测试间隔稍长，且无须达到完全疲劳的状态。除了几次采血，这项测试相对轻松，成本较低，恢复较快，可重复进行。其核心理念是在特定强度下维持三到四分钟的运动，使乳酸得以积累并稳定，随后进行测量，并在稍高强度下重复相同的测试间隔。对于在跑道或跑步机上进行 800 米训练的选手而言，操作步骤如下。

- 记录基线读数。
- 1 200 米热身跑，极轻松。
- 再次记录基线读数。
- 800 米跑，轻松。
- 第三次乳酸测量。
- 800 米跑，中等强度。
- 第四次乳酸测量。
- 800 米跑，高强度。
- 第五次乳酸测量。
- 1 200 米跑，极轻松。
- 最后一次测试，确认是否已恢复到基线水平。

每台乳酸测量仪都配备了相应的软件，这些软件能够根据测试结果绘制图表。你可以清晰地观察到，在不同速度、功率和心率下，乳酸水平是如何上升的。无论你是否打算将乳酸测试作为日常训练的常规部分，了解以下 2 点均可为挪威训练法搭建基础框架。

1. 了解自己的无氧阈值能确保阈值训练不会强度过大。
2. 了解自己的有氧阈值能确保低强度训练足够轻松，从而使低强度训练的跑量以及后续阈值训练的效果双双实现最大化。

如果不打算使用便携式乳酸测试设备来监控阈值训练，那么跑者可以用心率作为参考，骑行者则可选择功率。但请注意，任何指标都会受疲劳、高温和高海拔等因素的影响。

你越频繁地测量乳酸，就能越发了解每次训练过程中自己的乳酸变化情况，也就清楚地知道每个阶段是哪个能量系统在起作用。每次训练的初期，特别是还未充分热身时，能量主要来自糖酵解系统，导致乳酸值在训练开始时略有上升。若你初次测试时发现乳酸值高于预期，不必惊讶，这并非表示你当天状态不佳，而只是提示你需要热身，以便身体通过氧化磷酸化提供更多能量。慢慢地，你开始进入有氧运动状态，乳酸数值会下降并趋于稳定，直至你的某些活动打破这一平衡。

随着测试频率的增加，你会发现脱水对乳酸读数的影响尤为显著。这是因为仪器测量的是固定血量中的乳酸浓度，一旦脱水导致血容量减少，乳酸读数就会相应上升，有时甚至是陡然上升。但这并不表示你体内产生了更多的乳酸，而是相同的乳酸量被浓缩在了更少的血容量中。

可以想象一下，一个杯子中蜂蜜和水各占一半，如果将这个杯子放在太阳下晒一整天，水会大量蒸发，而蜂蜜的量则保持不变，这样一来，蜂蜜的浓度就会变高。这正是长时间训练或比赛后乳酸读数突然上升的原因。因此，如果乳酸读数偶尔出现波动，请不要过于惊慌（尤其是在炎热天气下进行铁人三项的选手）。

即便你没有定期进行测试，或者没有采用任何挪威训练法，每年进行几次常规的乳酸测试对你和你的教练仍然是至关重要的，而且这并不会对整体训练计划造成太大干扰。通常建议在非赛季期间进行一次测试，然后在每个主要训练周期结束后再进行一次测试。这是教练评估训练效果或高海拔训练成效的最佳工具之一，而不是需要选手去参加比赛才能看出效果。这项测试并不适合在选手极度疲惫时进行，但也不要求他们特意休息或恢复。进行乳酸测试甚至更难的最大摄氧量测试时，都无须提前为此减少训练量。与乳酸测试相比，最大摄氧量测试即使对于那些害怕针头的选手来说，也更为痛苦。

理性看待乳酸测试的数据

尽管挪威训练法以乳酸测试为基石，但无论你是希望自己的训练模式更接近挪威模式，还是只是为了追求更精确的生理数据，你都不应过分迷信乳酸，对于其他任何训练模式的态度也应如此。

奥拉夫常坦言，在他的训练模式或挪威训练法中，乳酸受到了过度关注。他深知这一方法的历史渊源，因此更倾向于将乳酸作为训练的参考指标，利用这一指标观察训练的进展，并在这个过程中随时进行微调，这样就避免了对计划做颠覆性的调整从而改变了训练的走向。他相信，这种做法能让大多数年龄组选手受益，无论他们是选择每年测试为数不多的几次还是每周一测。

人们对于乳酸曲线和拐点的关注有些过度了。我想提醒大家，乳酸曲线上的每个点都只是单一维度的。在每个点上，你只能获取一个简单的信息。例如，在370瓦时，乳酸水平是2.1 mmol/L。然后呢？人们往往会说："我们需要找到拐点。"但实际情况是，这对于某些选手而言或许重要，而对于其他选手则未必，这完全取决于他们训练的重点所在。

假设一位经验丰富的世界级教练长年来成功训练出了一批优秀选手，他们一直采用4.0 mmol/L作为统一的训练阈值，效果良好。然后我出现了，走过去说："不对，不对，你们不应该使用统一的阈值，你们每个人都应该有自己的阈值，你们应该测量出自己的LT2，把LT2作为阈值。"然而，如果他们对于整个计划的含义未加深入理解就贸然改变自己，最终可能会削弱选手的训练动力。要知道，这些选手们之所以如此出色，是因为他们的教练精准把握了训练强度与训练时间的平衡，而且这种平衡在他们身上发挥了作用。

当你告知选手这是一堂阈值训练课时，他们对自己应该跑出的配速及训练效果会有一个大致的理解。但如果你因为刚刚学到了一点点粗浅的拐点模型或其他阈值知识，就突然心血来潮改变计划，那么你最终收获的有可能是选手整体训练动力的下降。或许他们现在会以3.0 mmol/L而非4.0 mmol/L进行阈值训练，因为那才是他们的拐点。由于这种变化类似于一次小型的减量恢复，或许短期内他们的成绩会因此而提高，但从长远看，他们的整体训练量和训练动力都会下降。

对于教练和选手，这里有一条重要的提醒，如果你当前的训练计划已卓有成效，然后你考虑用乳酸指导自己的训练或定期进行乳酸测试，那么即便你的乳酸数据并非如想象中好看，或者你的数据与他人差异较大，也请不要立即放弃乳酸训练法。这种方法的意义在于，它可以成为一种强大的指导工具，使训练更精准、更具适应性。然而，**除非你像我们所遇到的那些挪威冠军那样从小就开始进行这种训练，否则你最好把乳酸训练法视为冰激凌上的樱桃，而非冰激凌本身。**

THE NORWEGIAN METHOD

16

"双门槛"：双阈值训练法的进化图谱

只有懒人才会等到晚上。

——*《拉克萨达拉史诗》*（*LAXDAELA SAGA*）①

在挪威训练法中，没有任何一个部分像双阈值训练一样引起如此多的关注，这当然是有原因的。双阈值训练也许是挪威训练法的诸多内容里最容易被添加进个人训练计划中的，且精英选手们利用该方法取得的成绩越来越显著，同时双阈值训练也非常具有挑战性。无论是业余选手还是职业选手，在比赛中名列前茅的通常都是那些在训练中勇于挑战自我极限的人。如果你不喜欢时不时地挑战自己的极限，那么你可能就不会对这本书感兴趣。

① 《拉克萨达拉史诗》是 13 世纪冰岛萨迦文学的巅峰之作，以 150 年家族兴衰史为轴，通过敢爱敢恨的女主角古德隆恩（Gudrun）的爱情悲剧与复仇旋涡，深刻揭示了维京时代荣誉文化、血亲伦理与人性矛盾的激烈碰撞。引语凝练了维京时代的核心生存法则：时间即生产力和自然约束（北欧极昼极夜气候使白昼尤为珍贵）。——编者注

双阈值日，顾名思义，就是在同一天进行两次阈值训练，通常间隔三到八小时，最理想的情况是在乳酸测量仪的指导下进行。选择在同一天内进行多次高强度训练，而不是在一周内分散进行的原因，与控制乳酸相似：可以缩短恢复时间，增加总体训练量，并随着训练的深入，使代谢能力得到改善，阈值变得更高。

训练方法的大熔炉

马里乌斯·巴肯并非历史上首位尝试一天多次训练的选手或教练。许多在游泳队长大的人可能会说，自己在 12 岁时就已经接触过某种形式的双阈值训练了。谈及跑步训练，不得不提 20 世纪 80 年代的意大利教练雷纳托·卡诺瓦（Renato Canova）。他推崇的“特殊训练周期”是在大赛前进行一到两周超高强度、大运动量的训练，其中的强度日会在一天之中安排多次强度课，而且会在每周安排多次强度日。在与巴肯合作之前，彼得·科也曾在他的“强度周”中安排多个强度日，即单日进行多次高强度训练。这样的“强度周”旨在让选手尽可能增加跑步里程，以确保有氧耐力不会成为制约因素。挪威训练法则融合了极化训练、卡诺瓦的“特殊训练周期”以及彼得·科的“强度周”理念。

值得注意的是，巴肯的挪威训练法 1.0（或按塞勒博士的说法是 2.0）与现今杰出的挪威选手所采用的版本（或某些非挪威人实践的形式）存在显著差异。巴肯专注于田径场上的 5 000 米和 10 000 米项目训练。他通过反复试验，利用特定的乳酸测量仪找到了适合自身的理想乳酸阈值 3.0。不过，乳酸阈值、计量方式、跑步距离及训练目标都会因人而异，任何优秀的训练模式都需要根据个体情况进行相应调整。

巴肯实施的双阈值训练日与英厄布里格森、布鲁门费尔特或伊登的训练大相径庭，这是因为他们各自的项目不同，且他们的体能特点也各不相同。

由于对挪威训练法的了解多来自巴肯的著作，有些人误以为所有选手在阈值训练中都围绕 3.0 mmol/L 这个数值开展。但实际上，对于短距离如 1 500 米跑，或者长距离如奥运标准铁人三项等项目，若想在比赛中击败世界顶级选手，就要在乳酸浓度通常已经达到绝对极限时冲刺。这种高强度的训练需要严格限制次数，而且需要在接近比赛时才进行。因此对于那些热衷于挪威训练法的年龄组选手来说，英厄布里格森或布鲁门费尔特的高强度训练方式并不是最适用的。

业余跑者尝试双阈值训练时需要保持谨慎，因为大多数人缺乏基础，可能不适合尝试任何形式的一天两练。如何构建基础以支撑双阈值训练如图 16-1 所示。

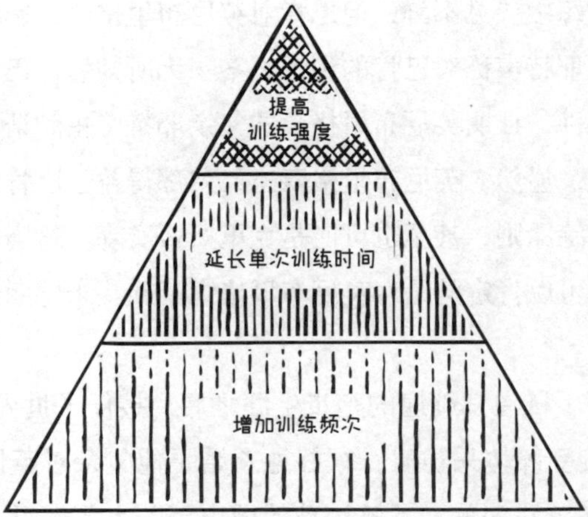

图 16-1　如何构建基础以支撑双阈值训练

注：在增加强度之前，要建立起足够的训练量，即先增加训练天数，再延长单次训练时间。有了足够的基础，高质量的强度训练才会更有成效。

巴肯引入双阈值训练日主要是为了将周跑量保持在 160 公里以上，而如果他和许多世界级跑者的周跑量目标只是接近 160 公里，那么他们完全不用考虑设置双阈值训练日，更不用考虑每周设置两个双阈值训练日。因此，如果你每周的跑量目标只是 65 ～ 80 公里，那么设置一个双阈值训练日可能并不划算。①

巴肯仅通过一个赛季的双阈值训练，便取得了超乎预期的效果。他自己制订的训练计划深受彼得·科的影响，在执行了不到一年之后，便将 3 000 米个人最好成绩由 8 分 13 秒提升至 7 分 47 秒，更是在 2004 年创下了 5 000 米的挪威纪录 13 分 06 秒。该纪录保持了 15 年之久，直至被英厄布里格森打破。值得一提的是，英厄布里格森在青少年时期接受的训练与巴肯 25 岁左右时接受的训练颇为相似。

但是，关于巴肯对英厄布里格森不断优化的训练计划的影响，英厄布里格森的长期教练，同时也是他的父亲耶特却从不认账。这种对传承不认同的现象在高水平教练中屡见不鲜，但巴肯对英厄布里格森的影响却是显而易见的。事实上，在耶特声称对巴肯的训练方案一无所知后，巴肯便在博客上公开了一封电子邮件，证明英厄布里格森的父亲耶特曾主动请求并获得过相关训练的详细信息。显然，英厄布里格森三兄弟都得益于巴肯、彼得·科或卡诺瓦所倡导的训练原则，甚至也可能是克里斯蒂安森。这当然要看受益者向谁致以敬意，但可以肯定的是，英厄布里格森家族从未感谢过任何人。

塞巴斯蒂安·科在其辉煌的跑步生涯之后，接任了世界田联主席一职。2023 年，他在接受媒体采访时，很好地总结了他父亲对英厄布里格森家族训练理念的影响：“我深信，了解运动的历史至关重要。每一代人都会受到前辈开创性思维的影响。对自己所从事的运动要心存敬畏，优秀的教练都是这样做的。”

① 设置双阈值训练日的目的是通过将强度训练课集中，创造更多休息时间，让选手增加更多的轻松跑训练从而增加总跑量，而不是通过增加强度训练的跑量实现总跑量的增加。——译者注

“双门槛”的三次方

谈及双阈值训练的深入应用时，我们不得不提及特维特恩，他将挪威训练法与双阈值训练巧妙结合，应用于铁人三项运动中。而后，当奥拉夫接手挪威乃至全球最杰出的铁人三项选手的教练工作时，这一训练方法已经成为他的核心工作重点。随着布鲁门费尔特和伊登屡获世界冠军，人们逐渐认识到，巴肯推崇的跑道跑步方式或许更契合铁人三项的特点。铁人三项赛事的时长，短则相当于一场马拉松，长则几乎耗费一整天。

挪威训练法在跑步与铁人三项中的应用有着很大的不同，其差异就像这两个项目之间的差异一样大，还有很多人认为铁人三项的训练水平相对跑步而言明显落后，甚至是停滞不前。有一种观点认为，挪威训练法更适用于长距离铁人三项，而不是短距离，奥拉夫对此并不完全赞同。他指出，一直以来，铁人三项选手在奥运距离上的表现远比全程距离更能发挥出自己的水平，因此全程纪录的水平相对较低，而这正是他们最近能够大幅刷新尘封几十年的纪录的主要原因。在奥拉夫看来，奥运距离铁人三项顶尖选手的表现更接近于人类极限，而全程铁人三项选手距离极限还差得远。因为奥运距离铁人三项项目的成绩往往取决于选手们 10 公里跑的最佳成绩，而选手们在这个距离上的表现已接近各自的极限。相比之下，在经历长达 180 公里的骑行和长时间的游泳后，再跑出一个出色的马拉松成绩，仍是一个人类尚在探索的领域。距离越长，我们对训练的理解就越显不足。正如奥拉夫所言：“随着训练量的增加，你的每一个动作都必须更加精确，否则就可能导致训练过度。”

巴肯和英厄布里格森的双阈值训练法指的是在同一天内进行两次跑步训练，通常是在跑道上进行。不过，铁人三项运动提供了更多的选择。跑步机对跑者来说是个有用的工具，特别是在北方高纬度地区或需要热身训练的时候。无论是与奥拉夫一起训练的布鲁门费尔特和伊登，还是在国家队中与特维特恩一起训练的其他挪威铁人三项选手，他们几乎从不在同一天内进行两次跑步训练，也很少在同一天内在同一项目上进行两次阈值训练。布鲁门费尔特和伊登通常每周会进行两次双阈值训练，一般是在星期二和星期四，组合方式可能是游泳加自行车、游泳加跑步或自行车加跑步。从实现训练刺激的角度来说，其实训练项目的次序并不是关键。无论是先骑车再跑步，还是反过来，效果都相差无几。这主要取决于选手的个人喜好，以及教练如何将这些训练内容融入整体的训练计划中。如果真要细究其中的差别，那么先跑步后骑车的双阈值训练方式可能对随后的训练日更为有利。因为先进行需要承受更多身体力学压力和重力压力的运动，可以为接下来的高强度训练和次日的训练留出更多的恢复时间。不过，无论如何规划双阈值训练，重要的是教练或选手要从全局出发，合理组织训练以适应整体的训练计划。

铁人三项的剂量－反应方程式

布鲁门费尔特和伊登在针对全程铁人三项比赛进行训练时，也会避免过多的稳态训练，即使稳态训练通常被认为是长距离铁人三项训练的基础。他们会进行长达 5 小时的骑行和 3 小时的跑步训练，但这些时段会由间歇训练和强度训练组成。奥拉夫认为，稳态训练无法提供同等程度的刺激，基本上就是在浪费时间和机会。正因如此，他高度评价双阈值模型的有效性：它使得训练负荷可以分配在两次训练中，从而获取更多的总体刺激。这一模型可以将高强度训练的总量分散到单次训练中，以提高效率。假设你能在 5 分钟内达到 400 瓦的输出，但那之后，你的体力就已经完全耗尽了。然而，如果你能将这 400 瓦的输出合理分配，每次间歇训练只持续 1 分钟或者 2 分钟，那么你在一次训练课中就能完成更多的训练量。或许，400 瓦的输出可以用 8 分钟或者 10 分钟完成，这样算上休息的时间，你的训练时长就达到了 60 分钟，而不仅仅是 5 分钟。我想我们都会认同，这确实对身体增加了刺激。高强度间歇训练小测验如图 16-2 所示。

刺激驱动了身体的适应性，因此，我们的最终目标是增加刺激以推动有意义的成长。而刺激的需求与训练量的需求是相辅相成的，**根据挪威训练法的观点，只要你能妥善地管理负荷，更大的训练量几乎总是能带来更大的成功。这是一条适用于不同运动项目和距离的原则，无论是短跑还是耐力运动都适用。**奥拉夫强调了增加训练量的重要性，即便是对于短跑项目，“只要你能妥善地管理负荷，更多的刺激总是更有益的”。

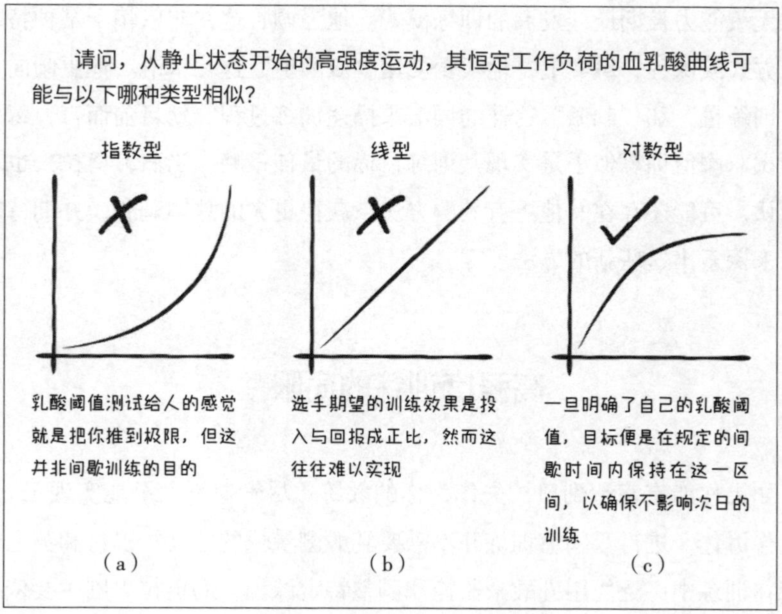

图 16-2　高强度间歇训练小测验

达到完全疲惫的状态将使得后续几天的训练量空间变得极小，而单次高强度的训练所能提供的刺激也是有限的。更为关键的是，如何在长期内将每次的小刺激训练有效地结合起来。

当奥拉夫将视野扩展到整个训练周时，他精心制订了一套结合高强度和低强度训练的系统计划，这样的设计让训练过程中既有高强度的间歇训练，也有休息，使得整个训练周都类似于一个间歇训练课程。从这个角度来看，他把握机会将原本一天的训练内容巧妙地分散到两天进行，从而在长期训练中实现更高效、更持久的刺激，进而促进精准的成长。

对于奥拉夫来说，双阈值训练的所谓神奇其实是不存在的，他关注的只是如何调节训练量与身体反应之间的关系。他认为，**双阈值训练提供了一种更为明智的方法，通过能够实现的最大训练量，引发最理想的身体反应**。和巴肯一样，奥拉夫也是在历经大量的试错之后，终于找到了一个能够促进有氧和无氧能力长期最佳发展的训练模式。他强调，这并非依赖于某种特定的训练方式或课程，事实上，他很少使用“双阈值”这一术语。他更倾向于使用“训练量”和“刺激”这样的词汇来描述训练过程。就目前而言，每周安排两次双阈值训练似乎是实现其训练目标的最佳策略。当然，奥拉夫也坦率地承认，可能还存在其他更有效的方法来获得更大的总体刺激，并期待能够在未来探索出这些新的方法。

高强度训练的局限性

如果你能有幸请到奥拉夫作为你的教练（尽管这不太可能实现），他会立刻告诉你，进行双阈值训练并不需要乳酸测量仪的辅助。巴肯和英厄布里格森在训练中广泛使用乳酸来监控和调整特定课程，而奥拉夫则主要依赖乳酸来评估进展并适时调整训练计划。在准备奥运距离的比赛时，奥拉夫的“阈值”训练并不像巴肯那般严格。

这很大程度上与运动项目有关。游泳和骑行的体力消耗、受伤风险及重力压力相对跑步而言较小，因此选手能承受更大强度的训练。铁人三项选手的训练目标比单纯追求 5 000 米或 10 000 米的最佳速度更为多元。在阈值训练中，乳酸测量仪虽作为辅助工具，但小幅的乳酸变化通常不会影响当日的训练安排，其主要目的是为未来收集数据。奥拉夫认为，挪威对乳酸测试的重视将在长期内显现其优势，因为这有助于追踪进展并使周计划更加灵活。

尽管频繁参赛是理想状态，但这并不现实。不过他们确实经常参赛，且几乎总是保持竞技状态，这将在第 17 章进行深入探讨。

关于双阈值训练的组织方式，奥拉夫的模型侧重于配速和力量，这对不愿抽血的自我训练者来说是个好消息。若你怀揣着奥运奖牌的梦想，却未曾利用过乳酸测量仪开展双阈值训练，那么你可能会错失争夺奖牌的良机。然而，若你没有这样的雄心壮志，那么仅关注配速与力量便已足够。对于铁人三项的选手而言，若考虑增添功率计或乳酸测量仪，则应优先选择功率计。倘若教练给出相反建议，那么或许是时候考虑更换教练了。

对于那些已经历多年甚至数十年大运动量训练，且习惯于每日训练的跑者和铁人三项选手来说，将双阈值训练纳入计划将大有裨益。毕竟，更多的刺激总是需要投入更多的时间。例如，若你习惯于每周 2 次、每次 60 分钟的高强度训练，直至接近筋疲力尽，那么再额外增加一次高强度训练并非明智之举。然而，若你将 60 分钟的训练缩减至 40 分钟，并控制得当以避免过度疲劳，那么在同一天再进行一场相似时间和强度的训练或许是可行的。正如持续进行稳定状态的训练会比分段训练更快地耗尽你的体力一样，若你将那场高强度训练分割为两个阶段，得到的总体刺激将会更大，而次日的疲劳程度可能相同，甚至更低。月复一月的积累，便可创造奇迹。

即使你无法、不愿或不需要将双阈值训练整合到你的训练计划中，或者像奥拉夫一样，希望完全避免使用“阈值”这个词，那么，将“常规”训练分割成多个部分，无论是在短期还是长期，都可能带来好处。这种做法通常意味着每周或每月的训练量会更高，它不仅能在短期内通过提升代谢来帮助某些选手增加瘦肌肉的比例，还能在长期内提升所有选手的代谢效率。

近一个世纪以来，几乎所有的顶级游泳选手都采用了这种方法，一个常被引用的理由是，由于水中几乎没有重力，因此与跑步相比，可以进行更长时间的训练。这无疑是事实，这也解释了为什么有游泳背景的长距离铁人三项选手能取得显著的成功。从马克·艾伦到露西·查尔斯-巴克利（Lucy Charles-Barclay），再到克里斯蒂安·布鲁门费尔特，那些从小游泳的人被公认为具有更出色的有氧能力。

尽管近一个世纪以来，一些跑步群体一直在倡导“两次比一次好”的理念，但这一观点大多被忽视。近年来，亚利桑那州的弗拉格斯塔夫已成为挪威训练法在美国的大本营，巧合的是，这里也是英厄布里格森最喜欢的高海拔训练基地。即使连续两年赢得了全美大学生越野赛冠军，北亚利桑那大学的主教练迈克·史密斯（Mike Smith）还是做出了改变，在 2019 年引入了双阈值训练，以此作为增加训练量而不增加压力和疲劳的手段。这所相对较小的学校之所以能在全美大学越野赛事排名中保持榜首地位，与双阈值训练不无关系，这一方法在弗拉格斯塔夫地区迅速传播开来，已经成为 HOKA NAZ 精英战队的马拉松选手们的重要训练手段。霍布斯·凯斯勒（Hobbs Kessler）也会时常造访弗拉格斯塔夫，参与双阈值训练，21 岁的他在 2024 年巴黎奥运会男子 1 500 米比赛中获得第 5 名。

这些选手的共同点在于他们的训练量都极大。即便是北亚利桑那大学队中最年轻的选手，在入队前每周也要跑 110 ～ 130 公里。由于大量的世界冠军和世界大赛奖牌获得者都在使用双阈值训练法，使该训练法得到了前所未有的关注，有更多的业余跑者也在考虑使用这个方法，尽管他们可能并不需要。但若你的跑量已经达到被真正的跑者们公认的大跑量且遭遇瓶颈，那么重回巅峰的方法可能是将部分或全部高强度训练拆分为二。

对于一般跑者而言，尝试双阈值训练的风险可能大于潜在收益。若你每周已完成数次高强度训练，并且每次都能保证足够的训练量，那么你可能已经在稳步提升。将这些高强度训练拆分可能会降低训练强度，并且会在“灰色地带”浪费过多时间，反而将自己带入瓶颈。毕竟，没有人能在瓶颈的状态下发挥出最好的运动表现。

17

减量的艺术：科学体系的最后拼图

事后清醒的人总是很多。

——《弗洛茨达尔史诗》(*FLJÓTSDÆLA SAGA*)①

2023 年 6 月，雅各布·英厄布里格森在巴黎钻石联赛上刷新 2 英里跑的世界纪录后接受采访时说：“许多人在训练中常犯的最大错误之一就是用力过猛。”他进一步解释说，这种错误实际上是缺乏信心的表现。当选手对能否完成某项任务心存疑虑时，他们往往会在训练中反复尝试，以期通过过量训练来证明自己。然而，这种做法不仅不能帮助选手们在训练中积累成功的经验、建立信心，反而会使他们因过度训练而影响比赛当天的准备状态。

① 该作通过主人公赫拉普（Hrapp）的悲剧命运，折射维京社会对“预见性智慧”的推崇。萨迦中多次出现因忽视预警而覆灭的氏族，恰印证了谚语的警示：真智慧在于事前洞察，而非事后顿悟。——编者注

尽管英厄布里格森的这番话在社交媒体上被一些人解读为傲慢，好似他又在挑剔竞争对手的毛病，但实际上，他是在强调自己训练方法的核心原则。如果询问采用挪威训练法的知名教练和选手，让他们来描述这种方法，你会听到许多不同的变化和细节差异。但如果你问他们，其他选手常犯的最大错误是什么，他们的回答可能更为相似，比如“他们在训练中过于频繁地用力过猛”。

这正是英厄布里格森想要传达的信息。他在训练中的努力程度从不会超过比赛时的水平，无论是从 RPE、心率，还是从其他任何可以想象的指标来衡量。在前文提及的采访中，英厄布里格森被问及是训练还是心理韧性使他在 1 500 ～ 5 000 米的任何距离上的水平都远超世界其他选手。他回应道，这两者可能都不是原因。他将准备比赛比作建造房子，在他看来，竞争对手在打地基和建墙方面表现得相当出色，然而，在大赛前的最后五六周却出现了偏差。他们会在建造屋顶时犯错误，导致整个房子崩塌。他所说的并不只是在赛前减量阶段出现失误，虽然精英选手和业余选手常在比赛表现不如预期时以此为借口。英厄布里格森指的是赛前最重要的几周，选手们总是迫不及待地想要测试自己的状态，反而使自己历经数月甚至数年所培养和调整出来的体能状态提前被消耗，而最重要的那几周也被浪费掉了。

说竞争对手缺乏信心，这难免会被视为傲慢。但这与选手声称自己比对手更努力、比对手更深入地挖掘了潜能，以及自己的艰苦训练是从起跑线就开始的，并无太大差异。长期以来，甚至直至今日，众多选手都认为，将水平提升至新高度的关键在于持续深入的训练，而这种“加倍努力去做更多”的策略曾在马克 · 艾伦的职业生涯初期拖累了他。

如果说英厄布里格森在赛后的评论偶尔显得有些傲慢，那么布鲁门费尔特和伊登的赛前做法或许可被视为一种崭新的无畏。挪威的铁人三项训练法由于讲究控制，因此被认为比以往的训练法更轻松，但是这一误解被两名挪威选手打破了。布鲁门费尔特和伊登在 2022 年科纳铁人世锦赛前的一周内，竟在两天内完成了一次超过全程铁人三项距离的训练。当众多参赛选手在夏威夷凯卢阿－科纳的公路上大幅减量、偶尔提高一点速度的时候，冠军热门选手却选择进行为期两天的大运动量训练。周六，他们先以比赛速度游泳，随后完成了完整赛程的自行车骑行，骑行基本保持稳定速度，但其间加入了几组间歇训练以达到比赛配速，并在缓慢骑行时进行了乳酸测试。到了周日，他们以比赛配速跑了 40 公里，只比全程马拉松略短，其间仅有短暂的休息时间，用于乳酸测试和接受奥拉夫的指导。这样的赛前训练安排在社交媒体上引起了广泛关注，成为这个海岛小镇上的热议话题。有些人担忧，挪威选手在临近艰苦比赛前进行如此大运动量的训练，可能会影响他们的减量调整。

但是，这种训练奏效了。原因在于，与他们的常规周末训练量相比，这种训练仍然是一种减量训练，并且强度远低于比赛日。特别是对于伊登而言，这一策略成效显著。他不仅在比赛中夺冠，还在他的夏威夷首秀中刷新了赛道纪录，而这仅仅是他第二次参加全程的铁人三项比赛。最终，伊登以 7 小时 40 分 23 秒的成绩完赛，几乎完全符合他和奥拉夫共同设定的目标。他们原本预计还能再提前一分钟完成比赛，这一预测主要建立在赛前大量的训练数据基础上，例如那些引发关注的背靠背训练日。布鲁门费尔特和奥拉夫则逆推设计了一个 7 小时 39 分钟的完赛计划，遗憾的是，在马拉松的最后阶段，布鲁门费尔特的双腿已无法跟上伊登的冲刺，最终以落后 4 分钟的成绩获得第三名。以往出现这样的结果会让布鲁门费尔特崩溃，但这一次获胜的是伊登，布鲁门费尔特很好地处理了失败的情绪，因为他也是这场胜利的一部分，这是整个三人团队的胜利。

游泳对减量训练的隐性损耗

就像关于阈值和区间的定义多种多样，耐力运动领域对于如何实施减量训练也有着不同的观点。有些人认为这个词仅仅意味着减少训练量，并据此调整他们的训练计划。但在体育领域之外，这个词被定义为“向一端逐渐变窄”，这一解释或许也适用于耐力赛事的准备过程。选手们将注意力集中在比赛的特定需求上，同时摒弃所有与此无关的训练内容，从而有效地降低训练量并优化恢复过程。

减量训练的概念最早是在20世纪60年代由游泳教练们提出的，并在游泳项目中得到推广。然而，在游泳中行之有效的减量训练方法可能在真正的耐力赛事中产生相反的效果。例如，顶尖的马拉松选手和100米游泳选手每周可能都进行20小时的训练，但前者需要为一场持续2小时15分钟的比赛做减量训练，而后者则是在为一场仅需45秒的比赛做准备。马拉松选手在比赛日要跑的距离，大约要占到他们每周训练量的11%，这是一个不小的比例。就时间而言，马拉松比赛的时间长度与他们在高强度训练日的训练时长相差不大。然而，对于游泳选手来说，他们的比赛距离只占每周训练量的0.065%，甚至还不到热身距离的十分之一。

如果减量训练的目标是将竞技状态的下降幅度减少到最低，并最大限度地保持灵敏度等指标，那么马拉松选手相较于游泳选手，其实有大量的体能可供消耗，他们并不太担心由此造成的竞技状态的下降。有氧能力对于马拉松选手而言至关重要，他们的比赛距离要占到每周训练量的11%，因此大幅度减少训练量并不明智。而对于游泳选手来说，他们准备的是一项无氧运动，保持竞技状态就显得非常重要，因其比赛距离甚至不到日常训练的1%，因此大幅度减少训练量是有意义的。显然，无氧项目和耐力项目的减量训练存在显著差异，甚至可能需要使用不同的术语来描述。耐力运动经过了几十年的尝试，才将自己项目的减量训练与游泳项目区分开来，相关的新词汇也许也即将出现。

对于游泳选手而言，在目标赛事前三周，他们的主要任务就是让身体作出最终的调整，从数月以来的超负荷训练模式转为竞赛模式。参加纯耐力赛事的选手，无论他们届时的比赛时间是3分钟还是24小时，都需要在减量训练时平衡好训练量和强度的关系，但是游泳选手可能不需要在这方面这么精细。

调整训练量和针对性以适应耐力赛

对于耐力选手，如长跑和铁人三项选手而言，在目标比赛开始的前三周，他们的周训练量的减少幅度应该远小于游泳选手。尽管游泳选手可能是最早将“目标赛事”的概念引入运动训练的，但他们并没有制订出一种适用于所有项目的减量训练计划。特别是对于那些像布鲁门费尔特和伊登这样周训练量本就很大的选手来说，即使稍作减少，如果只看某一天或某一周，其训练负荷仍然相当可观。

假设你每周训练约 12 小时，目标是用 9 小时完成一次全程的铁人三项比赛，并期望获得科纳铁人世锦赛的参赛资格。这会是一个颇具挑战性的目标，但已有选手在更少的训练时间内达成了这一目标。

比赛当天，你将需要完成相当于平时周训练量 75% 的运动量，且整个过程都需要你凭借自我感受在阈值范围内进行，为了做到这一点，你需要在赛前进行特别的恢复。这通常意味着需要减少训练量，因为无论如何，赛前的训练强度是绝对不能减少，甚至需要增加的，这才是针对比赛的特定训练。

显然，马拉松选手在比赛日的总运动量相较于铁人三项选手而言要少很多，而总训练量当然也不需要像铁人三项选手那么多，因为他们至少不需要像铁人三项选手那样几乎在每个周末都进行长达 5 小时的自行车骑行训练。为了便于理解，假设有位跑者每周训练 9 小时，目标是在 3 小时内跑完马拉松以获得波士顿马拉松的参赛资格。比赛当天，他的运动量仍占到周训练量的 33%，与铁人三项年龄组选手相比，这看似轻松许多，但马拉松选手仍然需要在赛前为比赛日进行特别的减量训练。当然，与铁人三项相比，变化不大，也没有那么特殊。

英厄布里格森减量期的数据解密

与挪威顶尖铁人三项选手相比，优秀跑者在减量期的训练显得较为轻松。但原则是相通的，即**避免大幅调整，保持训练的针对性。最重要的是，要为比赛储备尽可能多的能量。**

布鲁门费尔特和伊登在赛前的关键训练中几乎达到了比赛配速（据奥拉夫估计，他们通常能达到比赛配速或功率的 95% 以上）。然而，英厄布里格森却自豪地表示，他从未在训练中超过 87% 的强度，即使在重大赛事前的最后几周也是如此。他通常会保留一两场比赛接近 100%。87% 这个数字的背后有大量数据支持，但不必过于深究，它只是一个估计值。实际上，这表示在满分为 100 的情况下，他的 RPE 为 87 分。

显然，英厄布里格森在 1 500 米或 5 000 米的比赛中，即使以最大速度的 87% 奔跑，也依然比大多数人跑 200 米的速度快。这种速度确实惊人，但他的自信源于他知道自己还能更快，并且能够在关键时刻提速。他每周 175 ～ 190 公里的常规训练量分散在多达 12 次的训练中，这样的安排方便他随时作出调整。那些希望从英厄布里格森的训练经验中获益的业余选手足够幸运，因为英厄布里格森像他的铁人三项国家队队友一样，非常愿意分享自己的详细训练内容。

类似于奥拉夫为布鲁门费尔特和伊登设计的训练计划，耶特为他的儿子们制订的训练计划基本上每周都是固定的，这样做的部分目的是让他的儿子们几乎全年都保持随时能够参加比赛的状态。**挪威训练法的一个核心理念是频繁参赛，并始终做好比赛准备。**英厄布里格森经常乐于提醒大家，自己从来不会在训练中测试自己的绝对极限，但是，在挪威训练法中，你需要通过与有实力的对手频繁比赛以探索自己的极限。**理论上，挪威训练法的所有控制环节能让选手在整个赛季中避免伤病，使得比赛计划不会受到干扰。**除了英厄布里格森和伊登在最近几个赛季遇到的跟腱问题，以及布鲁门费尔特在青少年时期遭遇的应力性骨折，这三位挪威超级明星从16岁开始职业生涯起，基本上都没有受过其他伤。

在过去几个赛季中，英厄布里格森备受关注的训练内容是他著名的跑山爬坡课，这一训练内容通常安排在周六进行，这是他为数不多的只进行一次训练的日子。他会在家附近的山坡上，进行2组每组10次的200米爬坡训练，每次冲刺都会超过他的阈值，大约相当于他最大速度的87%。这项训练如果能够保证足够的强度，将达到不可思议的艰难程度。英厄布里格森坦言，这是他一周中最具挑战性的训练。这也是在比赛周唯一被他取消的训练项目，因为它对比赛的针对性不强，而且需要大量时间来恢复。即便是英厄布里格森，在大多数情况下，也无法在同一天内承受两次这样的训练。

直到比赛前三天，除了把跑山爬坡训练从计划中移除，英厄布里格森的其他训练计划和平时一样。他仍然坚持每天跑两次，只是稍微减少了一点点周跑量。在比赛前两天，他会尽可能地针对比赛的需求进行最后一次强度训练。这个时候，他最喜欢的几个关键训练包括5组300米的1 500米配速跑，或是5组500米的5 000米配速跑。只有在比赛前一天，英厄布里格森才会真正放松，只进行几分钟的比赛配速间歇跑，再配合一些轻松的慢跑。英厄布里格森非常明确，无论第二天的比赛是1 500米还是5 000米，他此时最多只会按照比赛配速进行4个1分钟强度跑。

挪威训练法的奥秘

就像基于挪威训练法而衍生出的大多数新的训练方法一样，作为挪威训练法阐释者的奥拉夫为布鲁门费尔特和伊登在2022年科纳赛前所做的减量计划，其神奇之处在于，也许它根本就没有什么神奇之处，只是将计划更加聚焦于比赛的需求，使强度课更有针对性，并通过适度减少每周的训练量，来刺激肌肉和软组织的快速恢复。当你的身体已经适应了每周超过30小时的训练量之后，只需将训练量减少到每周25小时，就可以让肌肉得到充分恢复，而有氧能力几乎不会受影响。这正是该训练法的核心所在，像布鲁门费尔特、伊登、英厄布里格森以及处于巅峰状态的克里斯蒂安森等人，之所以能在重大比赛前的几天或几周内仍然进行超人般的训练，而且最终在比赛中继续呈现出超人般的表现，正是因为他们遵循了这样的训练原则。这些选手通过长期、系统的训练，将看似超人的表现变成了常态。

对于我们普通人来说，从青少年时期开始，就没有经历过每周25小时的高强度训练，我们的年度训练计划更像前面提到的金字塔模型，而不是挪威训练法模型。当然，这可能只是暂时的情形，机会在于，我们仍有可能做出改变。我们大多数人无法忍受职业选手那样的生活方式，无论是挪威的职业选手还是其他地方的职业选手，我们都学不来，我们也无法像他们那样月复一月地保持稳定的训练状态，我们的训练计划和减量计划都需要作出一些让步，也就是减少一些训练量。重点在于，无论是赛季初的耐力训练，还是针对比赛的阈值训练，都要确保每次训练都是高效的。**挪威训练法的精髓在于控制，特别是当我们已经接近长期目标时，这种控制就显得更为重要，无论我们距离目标仅有几个月，还是远在几年之外。**

挪威耐力革命的永恒启示

在我离开卑尔根前的最后一小时，大雨倾盆而下。在过去的三天里，我唯一见到阳光的时刻竟是在晚上 10 点，那光扰得我无法入眠。结束了一场漫长的采访后，我和布鲁门费尔特坐在那家我已熟识的咖啡馆里，享用着糕点和咖啡。他的碳水化合物和咖啡因摄入量令人咋舌，而我在这方面也不遑多让。我们深入探讨了训练理念与技术，特别是游泳，那是我们年少时都热爱的运动。此外，我们还谈及了诸多话题，从动机与信仰，到旅行与政治。他看待这些问题时总是实事求是，这使他成为记者们梦寐以求的采访对象。他从不空谈，这是北欧人的一种普遍特质，不论他们在挪威居住的时间有多短。

大雨渐小，我有了个空当，可以迅速赶往几百米外的火车站。布鲁门费尔特热心地提出要陪我同行，尽管我告诉他，他的双腿太重要了，不必浪费在我身上。但他执意要送我一程，这也让我有机会向他提出最后一个问题，这个问题我通常会留到最后，也试图问每一位选手："如果你不做现在这份工作，你会选择做什么？"

这个问题显然需要深思，我为自己能向这位我认为是地球上最强壮的人提出一个他从未面对过的问题而感到自豪。布鲁门费尔特准备好后，一如既往地给出了肯定的回答："如果我不是职业选手，我可能会在自行车店工作，或者为自行车公司效力。但我想我总会努力成为职业选手，所以我也许会尝试在世界巡回赛中成为一名自行车手。"

我有些惊讶，因为布鲁门费尔特的背景是游泳，而跑步才是他赢得比赛的项目。然而几分钟后，我开始理解他的想法了。前一天我们在弗洛伊恩山跑步时，布鲁门费尔特曾停下，指向 2017 年 UCI 公路自行车世界锦标赛的终点线，那场比赛中，斯洛伐克的传奇人物彼得·萨根（Peter Sagan）以微弱优势战胜了挪威历史上最伟大的自行车手亚历山大·克里斯托夫（Alexander Kristoff），夺得了冠军。

接着，我们的话题转向了即将第二次摘得环法自行车赛桂冠的塔代伊·波加查尔（Tadej Pogačar），布鲁门费尔特谈及波加查尔时满怀敬意。波加查尔比布鲁门费尔特年轻近 5 岁，他对这位年轻骑手的出众表现深感着迷，尤其是在他认为可能是全球最艰苦的运动中，这种敬佩与布鲁门费尔特平时的态度形成鲜明对比。前几天我就铁人三项选手向他提问，他多半不以为意。他坚信自己在该领域强于他人，除了他最好的朋友，偶尔能与他比肩。

但顶级自行车运动则另当别论，这或许是布鲁门费尔特曾考虑转行的缘由。但至少目前，他打算在洛杉矶第四次参加奥运会，并力争一枚众人认为难以触及的奖牌。当你能够在 8 小时内轻松完成全程铁人三项赛时，便需要一个看似遥不可及的目标来鞭策自己。我想，这大概就是他的动力所在。

实际上，无论耗时多久，完成铁人三项赛对我来说都是一项挑战。然而，在研究并撰写这本书的过程中，我采纳了更多的挪威训练法，竟发现自己在40 多岁时的跑步表现比 20 多岁时还要出色。这让我看到了未来仍有无限进步的可能，而非走向衰退。

这就是我们真正追求的目标，即不断前进，持续提升自我。除非你像书中提及的那些选手一样，怀揣着巨大的雄心壮志，否则你难以感受到那种迫切想要突破自我的动力。我们无法逆转时光让自己变得更年轻，在任何年龄段，过度逼迫身体超越其极限都终将引发崩溃。这些选手之所以能够拥有如此高远的志向，是因为他们早早地就开始为自己打下坚实的基础。如今，他们已打下了坚实的基础，足以去承担那些非凡的风险。

布鲁门费尔特面临的下一个重大挑战尚未揭晓。他曾流露出在自行车界最高舞台竞技的渴望，但或许，踏上第四次铁人三项奥运之旅并再度争金夺银的机会，对他而言更具吸引力。

倘若布鲁门费尔特选择从长距离铁人三项赛中抽身，那么这一领域将由伊登领衔。与此同时，他们的共同教练奥拉夫・亚历山大・布，有望见证其倾注 10 年心血所打磨的方法论，在两大运动项目中共同绽放异彩。

阿里尔德・特维特恩的训练方法之成功，已经助力挪威铁人三项的持续崛起。2024 年，挪威首次派出两名女将及一支接力队伍出征奥运。这个“无所不能的小团队”在短短三个奥运周期内便不断刷新了人们的期待。

英厄丽德・克里斯蒂安森与马里乌斯・巴肯作为挪威训练法的实际缔造者，已经收获了所有必要的证明。他们深知，身为选手，他们的自身潜力已得到极致发挥，而他们的拼搏精神和辉煌成就也将在他们指导和激励的后继跑者中得以延续。

对于挪威跑者雅各布·英厄布里格森而言，他所采纳的挪威训练法是否有效，将以其所能取得的成绩为衡量标准。他在 2024 年巴黎奥运会上获得 5 000 米金牌，无疑印证了这种专为 5 000 米设计的训练法之有效性。然而，要成为有史以来最伟大的跑者，仅凭一项赛事的辉煌显然不够。目前，英厄布里格森作为挪威训练法的传承者，有权在这段时间内对其进行调整与完善。而这种训练法的价值，至少在外界眼中，将主要取决于他所取得的成绩。

在挪威，随着该国选手在耐力项目等多个领域屡创佳绩，这种训练法的优势愈发凸显。当 22 岁的马库斯·鲁思（Markus Rooth）在 2024 年巴黎奥运会上勇夺十项全能金牌时，许多人感到意外，但挪威田径协会却早有预料。对他们而言，十项全能不过是夏季运动项目中的又一夺牌点，正如他们在冬季项目中所做的那样，金牌接踵而至。毕竟，无论是酷暑寒冬，还是春秋两季，走出户外并保持活力，才是最具挪威风情的事情。

近年来，挪威流行起了一个新概念，叫作 dørstokmilla，字面意思就是“门槛一英里”。它传达的理念是：万事开头难，跨出家门的第一步往往是最艰难的。简而言之，开始行动总是比持续行动更为困难。这一点在追求重大目标时尤为明显，比如参加波士顿马拉松或夏威夷铁人三项比赛，甚至是最简单的短期目标，即开始你的下一次训练。

挪威训练法的精髓或许就在于及早出发，无论是在人生的道路上，还是在每一天的生活中：无论环境如何，都要起床行动，保持活力，尽量不要休息太多天。而且，要像维京人一样，勇往直前，无惧流血。

关于耐力训练术语层级关系的完整图如图 A-1 所示。

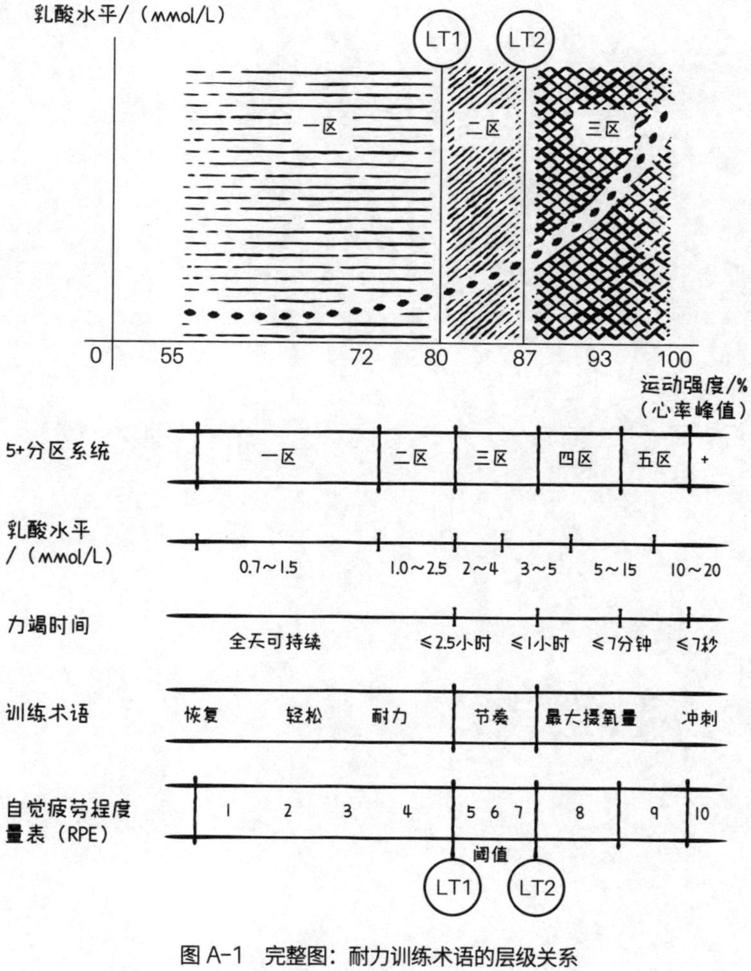

图 A-1 完整图：耐力训练术语的层级关系

注：本图经许可改编自丹尼尔·穆尔/流态竞技科学（Daniel Moore / Fluid Athletics）。LT1 表示有氧阈值，LT2 表示无氧阈值。

致谢

THE NORWEGIAN METHOD

衷心感谢我在挪威拜访过的、为这本书的完成提供帮助的每一个人，特别是 4 位对挪威训练法的发展和演变有着举足轻重影响的教练。克里斯蒂安森、特维特恩、奥拉夫和巴肯，感谢你们以开放的心态接纳我，不厌其烦地回复一位对你们的国家和训练法满怀好奇的美国记者，我发出了太多的邮件和通话请求。我会怀念我们之间的深入交流，以及你们让我短暂领略到的你们美丽国家的风土人情。

布鲁门费尔特，非常感谢你带我参观你的家乡，尽管我或许比你更喜爱那个地方。我真心觉得你应该多留在家乡，并考虑聘请一位园艺师来打理，当然，我也理解法国和西班牙的气候、骑行体验和美食可能更加吸引人。感谢你一直以来为我的训练注入动力。虽然你可能永远无法像英厄布里格森那样拥有众多社交媒体粉丝，但你对挑战人类极限的不懈追求，必将持续激励世界各地的选手。

西伦・塞勒，你是我探寻挪威的顶级体育学校、“奥运巅峰”计划以及挪威体育科学学院这些领域的引路人，我在此向你表示最深的谢意。非常感谢你父亲及时与精彩的回复。同时，我也要向斯蒂芬・塞勒博士表达我的谢意。他和我一样，都是对挪威体育科学充满好奇的美国人。如今，他已被接纳成为光荣的挪威公民，他的研究与智慧为本书增色不少。

此外，我要感谢我居住的伊利诺伊州日内瓦，这座城市对斯堪的纳维亚文化的独特热爱也深深影响了我。特别要提的是，我要感谢公共图书馆，因为本书的大部分研究与撰写工作都是在那里完成的。如果你能找到一个拥有维京长船遗骸的图书馆，那将是一个能让孩子们也乐在其中的好地方。如果没有这样的图书馆，就请务必支持你们当地的图书馆。

感谢我的妻子和孩子们，是他们给予我支持，让我能利用上午和晚上的时段进行“双阈值写作”。这样的安排使得我们的家庭有足够的时间一起旅行，一起补充碳水化合物。

感谢！

第 2 章 维京船

了解更多关于 1893 年从挪威驶往新奥尔良的戈克斯塔德号复制品的信息，见维京船之友（Friends of the Viking Ship）提供的一部短纪录片。

第 3 章 英厄丽德·克里斯蒂安森

访问《体育画报》档案，阅读美国传奇跑步选手肯尼·穆尔（Kenny Moore）对英厄丽德·克里斯蒂安森的介绍：

Kenny Moore. "The Best Norse in the Long Run." *Sports Illustrated*, Oct. 27, 1986.

第 5 章 阿里尔德·特维特恩

关于阿里尔德·特维特恩对铁人三项科学的看法，可收听米哈伊尔·埃里克森（Mikhail Eriksson）于 2020 年 3 月 2 日播出的第 223 集播客节目，该集中他访问了特维特恩和卡斯珀·斯托内斯：

Mikhail Eriksson. Interview with Arild Tveiten and Casper Stornes on triathlon training the Norwegian way. *That Triathlon Show*.

第 6 章 挪威举重频率项目

深入了解挪威频率项目，查看《通过科学变得更强大》（*Stronger by Science*）网络上的完整概述：

Greg Nuckols with Martijn Koevoets. "High Frequency Training for a Bigger Total: Research on Highly Trained Norwegian Powerlifters." *Stronger by Science*.

以会议论文形式发表的原始研究：

T. Raastad, A. Kirketeig, D. Wolf, G. Paulsen. "Powerlifters Improved Strength and Muscular Adaptations to a Greater Extent When Equal Total Training Volume Was Divided into 6 Compared to 3 Training Sessions per Week"（abstract）. Book of abstracts, 17th annual conference of the ECSS, Brugge. Jul. 4-7, 2012.

第 6、8、16 章　斯蒂芬·塞勒博士

塞勒博士追随运动科学来到挪威，现在你可以在 X 上关注他的研究，了解挪威训练法是什么（以及不是什么）。

第 7 章　开启革命的博客

马里乌斯·巴肯在 21 世纪初的博客上综合了他所知道的关于挪威训练法的一切，他将其称为挪威模式。多年来，他一直在更新，包括他对雅各布·英厄布里格森、克里斯蒂安·布鲁门费尔特和古斯塔夫·伊登的看法：

Marius Bakken. "The Norwegian Model: A Practical Guide." March 2000.

第 8 章　高海拔赛艇研究

加州大学洛杉矶分校仿生实验室发表了塞勒博士关于挪威赛艇选手的长期高海拔训练研究，最初发表于 2004 年的《斯堪的纳维亚体育医学与科学杂志》：

A. Fiskerstrand, K. S. Seiler. "Training and performance characteristics among Norwegian International Rowers 1970-2001." *Scandinavian Journal of Medicine and Science in Sports*, 14（5）: 303-310.

第 8 章　高住低训的 25 年

人体运动学出版社有西澳大利亚大学关于"高住低训"效果的 25 年纵向研究的全文：

Olivier Girard, Benjamin D. Levine, Robert F. Chapman, and Randall Wilber. "'Living High-Training Low' for Olympic Medal Performance: What Have We Learned 25 Years After Implementation?" *International Journal of Sports Physiology and Performance*, 18（6）: 563-572.

第 9 章　挪威训练法播客

关注奥拉夫·亚历山大·布，了解他目前正在探索的训练方法，收听他与戴维·李普曼博士（Dr. David Lipman）（以及常客布鲁门费尔特和伊登）的播客。

第 10 章 人类繁荣指数

2020 年杂志《柳叶刀》的研究称挪威是世界上养育子女的最佳之地：

"A Future for the World's Children? A WHO-UNICEF-Lancet Commission." *Lancet*, 395（10224）: 537-658. Feb. 22, 2020.

第 13 章 来自多哈的更多信息

阅读亚历克斯·哈钦森（Alex Hutchinson）对 2016 年多哈高温研究中关于自行车手的深入评论：

Alex Hutchinson. "How Elite Athletes Respond to Extreme Heat." *Outside*, Dec. 8, 2018.

原始研究：

S. Racinais et al. "Core Temperature Up to 41.5oC During the UCI Road Cycling World Championships in the Heat." *British Journal of Sports Medicine*, 53（7）: 426-429.

我的挪威训练法

——2025 波士顿马拉松日记

4 月 18 日，周五，波士顿

落地波士顿，第五次来跑波马，已经不像 2016 年第一次那般激动。海关警察前两个问题照例是“从哪来”“来干啥”，听我说来跑波马，话风秒变。“达标成绩”“哪个比赛达标”“这次准备跑多少”，“305”“2024 年北马”“310”，通关。

4 月 19 日，周六，波士顿

早上出门直奔麻省理工田径场，自测了 8 公里的低心率跑，心率 135、配速 450。然后跑了跑速度，三组 800 米，心率 147、配速 403。

去年完成了在波马跑进 200 分钟的小目标，今年的目标就是尽量接近 3 小时 10 分，这对我来说并没有太大的速度考验，因此果断地将以往赛前 10 周开始、每周周中一次的场地速度训练全部移出计划，代之以长距离慢跑，而周末则去跑山。北京跑者把西山的这条防火道称为模新——模式口到新望京，跑全的话，往返 31 公里，接近 1 100 米的爬升。

我的波马百日训练跑量大约 1 100 公里，其中跑山占了近 200 公里，作为模拟赛事路况的训练；在石家庄全马的前 2/3 和仁寿半马跑进了 4 分半以内，不到 50 公里，作为模拟赛事配速的训练，占总训练跑量的不到 5%；外加三次场地渐加速跑，作为速度训练，总量十一二公里，占总训练跑量的 1%。

离京之前刚刚交稿了一本新书的翻译，*The Norwegian Method*，直译为《挪威训练法》，中文名《挪威耐力》，讲的是以挪威黄金一代——两名铁人世锦赛冠军布鲁门费尔特、伊登和两届奥运会中长跑金牌得主雅各布·英厄布里格森——为代表的挪威耐力运动发展史，从维京人的历史讲起，以最近 50 年挪威耐力运动的发展为主线，其中有三分之一以上的内容是从科学的角度详解挪威训练法。

挪威训练法的核心是以血乳酸测量为指导的双阈值训练法，也就是将两次强度训练放到一天之中进行。挪威训练法颠覆了"难易训练日"交错的观念，将两次强度训练压缩至一天，目的是减少强度训练的天数，增加身体恢复的时间，以增加低强度训练量。换句话说，挪威训练法宁可牺牲高强度的训练量，也要保证低强度的训练量。

《挪威耐力》的翻译工作与波马的周期训练基本重合，我也就顺便尝试了一下，加大有氧跑跑量、大幅减少强度训练、训练中不触及比赛目标配速、增加与比赛相关的针对性训练（比如跑山）。

4 月 21 日，周一，波士顿

早上等候出发的时候，看到一个华人朋友戴着一顶写有"埔鹽順澤宮"字样的帽子，我突然想起《挪威耐力》里，提到挪威的铁人世锦赛冠军伊登有一顶中国台湾寺庙"神帽"，陪着他得到了第一个世锦赛冠军，并在那之后就成为他的必备装备。

我走过去打了个招呼，问他："你这个帽子是挪威铁人冠军戴的那顶吗？"他说是的，他在加州工作，是中国台湾的朋友特意寄给他的。他说这个帽子在中国台湾的耐力运动爱好者中非常火，而且这个帽子寺庙不卖，都是大家去"请"的。

10：25，第二枪出发。波马的第一公里是整个线路下降最陡的一公里，1 000 米的距离，海拔降幅达到了 50 米，我心里默念着"慢"，我没有超越任何一个人，觉得可能有 1 000 人超过了我。

波马赛道以虐著称，25 公里之后连续 4 个上坡，直到 34 公里才是"心碎坡"的终点，也是最高点。翻过最后一个陡峭山头之后的陡峭下坡，将考验每一个跑者被过度使用的股四头肌，即使在这里勉强过关，还会在第 38 公里到第 39 公里再经历一次 25 米的陡然下降，这看似轻松的借坡下驴，却也成为压垮众多跑者的最后一根稻草。

所以，波马赛道真正的难度不在于爬升，而在于其起伏的复杂程度。毕竟，波马赛道总爬升 250 米，总下降 390 米，总体而言属于下坡赛道。

波马赛道的另外一个难度，是先易后难的地形所带来的欺骗性。最具欺骗性的便是前 6 公里的持续下坡，总降幅接近 90 米。而第一公里最难自控，因为此时距离跑者们起床已经过去了四五个小时，一声枪响之后，肉眼可见的下坡诱惑，绝对让人放飞自我，欲罢不能。

如果说前四次波马经历给了我哪些经验的话，那便是，前 6 公里必须足够克制。

前 6 公里，即使一直被超越，我也并不慌张，因为我很快便找到了自己的节奏，心率 140、配速 436，此时的身体感觉就像骑在一辆既不蹬踩也不刹车、顺势滑行的单车之上，极为舒适惬意。我也许没有借助下坡赢得更多时间，但在最短的时间里准确感知到身体状况，为全程配速定下调子。前25 公里的 5 个 5 公里用时分别为 23: 07、23: 04、22: 52、22: 53、22: 51。半程配速 436，比去年慢了大约 90 秒。

25.5 公里左右，波马的下坡福利告一段落，“心碎坡”开始了。但我其实完全没有注意到“心碎坡”的到来，毕竟波马赛道一共 250 米左右的爬升，与西山防火道 1 100 米的爬升相比，根本就是小巫见大巫。意识到连续“心碎坡”的到来，是因为看到有人开始走路，而我也终于开始超越别的选手了。

因为这个训练周期跑了太多次的西山防火道，我对“心碎坡”基本祛魅了，25 公里到 35 公里的分段分别是 23: 40 和 23: 53，略降速，但完全不费劲。我一直记得最后一坡的最高点每年都有一个哥们儿举个“心碎坡终点”的牌子，但今年没有看到，我不确定是他没来，还是因为我对“心碎坡”无感而错过了。

35 公里到 40 公里的分段跑了 23: 22，最后一个转弯之后便只剩下 600 米的直道，我开始冲刺，配速达到了 4 分，全程最快。

最终的成绩 3 小时 15 分 32 秒，名次 8 726，比报名名次提前了大约 1 500 位，跑赢号码布。第一次进入 55 ～ 59 岁年龄组，在 1 650 人中排名 222。

当然，最满意的是前后半程的对比，3 小时 15 分的用时，前半程 137，后半程 138，外加 145 的平均心率。“近 95% 的慢跑跑量 + 近 5% 的以赛代练跑量 +1% 的速度跑跑量”的“挪威训练法”体验大获成功。

晚上去吃饭的路上，一个美国老奶奶看到我身上穿的完赛服，说：“祝贺，对自己的成绩满意吗？”我告诉她：“当然，我飞跃了半个地球来跑波马，我必须让自己满意。”

未来，属于终身学习者

我们正在亲历前所未有的变革——互联网改变了信息传递的方式，指数级技术快速发展并颠覆商业世界，人工智能正在侵占越来越多的人类领地。

面对这些变化，我们需要问自己：未来需要什么样的人才？

答案是，成为终身学习者。终身学习意味着永不停歇地追求全面的知识结构、强大的逻辑思考能力和敏锐的感知力。这是一种能够在不断变化中随时重建、更新认知体系的能力。阅读，无疑是帮助我们提高这种能力的最佳途径。

在充满不确定性的时代，答案并不总是简单地出现在书本之中。“读万卷书”不仅要亲自阅读、广泛阅读，也需要我们深入探索好书的内部世界，让知识不再局限于书本之中。

湛庐阅读 App：与最聪明的人共同进化

我们现在推出全新的湛庐阅读 App，它将成为您在书本之外，践行终身学习的场所。

- 不用考虑“读什么”。这里汇集了湛庐所有纸质书、电子书、有声书和各种阅读服务。
- 可以学习“怎么读”。我们提供包括课程、精读班和讲书在内的全方位阅读解决方案。
- 谁来领读？您能最先了解到作者、译者、专家等大咖的前沿洞见，他们是高质量思想的源泉。
- 与谁共读？您将加入优秀的读者和终身学习者的行列，他们对阅读和学习具有持久的热情和源源不断的动力。

在湛庐阅读 App 首页，编辑为您精选了经典书目和优质音视频内容，每天早、中、晚更新，满足您不间断的阅读需求。

【特别专题】【主题书单】【人物特写】等原创专栏，提供专业、深度的解读和选书参考，回应社会议题，是您了解湛庐近千位重要作者思想的独家渠道。

在每本图书的详情页，您将通过深度导读栏目【专家视点】【深度访谈】和【书评】读懂、读透一本好书。

通过这个不设限的学习平台，您在任何时间、任何地点都能获得有价值的思想，并通过阅读实现终身学习。我们邀您共建一个与最聪明的人共同进化的社区，使其成为先进思想交汇的聚集地，这正是我们的使命和价值所在。

图书在版编目（CIP）数据

挪威耐力 /（美）布拉德 · 卡尔普著；谭杰译 . 长沙：湖南教育出版社，2025. 9. —ISBN 978-7-5754-1491-3

Ⅰ. G819

中国国家版本馆CIP数据核字第20257N9K06号

NUOWEI NAILI
挪威耐力

出 版 人：刘新民
责任编辑：吴志鹏
封面设计：湛庐文化
出版发行：湖南教育出版社（长沙市韶山北路443号）
网　　址：www.jiaxiaoclass.com
微 信 号：家校共育网
电子邮箱：hnjycbs@sina.com
客服电话：0731-85486979
经　　销：全国新华书店
印　　刷：河北鹏润印刷有限公司
开　　本：710mm × 965mm　1/16
印　　张：14.25
字　　数：220千字
版　　次：2025年9月第1版
印　　次：2025年9月第1次印刷
书　　号：ISBN 978-7-5754-1491-3
定　　价：99.90元

本书若有印刷、装订错误，可向承印厂调换。